尿もれ

下腹ぽ

解消！

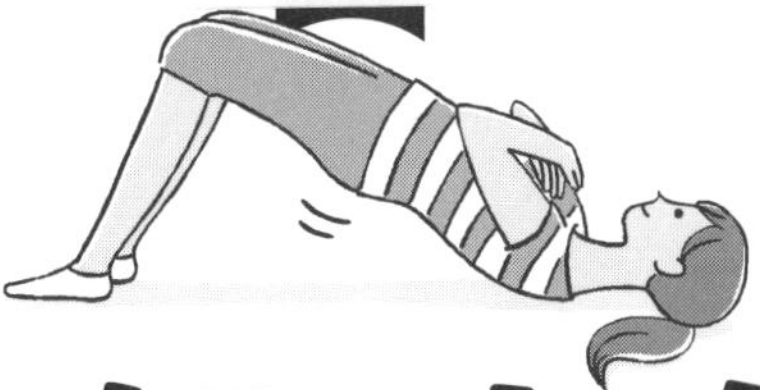

骨盤底筋の使い方

広島大学大学院
医系科学研究科講師 前田慶明 著

日本泌尿器科
学会専門医 関口由紀・監修

池田書店

はじめに

人生80年、いえ１００年時代といわれていますが、みなさんは自分の未来に自信が持てますか？　何歳になっても元気に楽しく幸せに生きていけると、胸を張って言い切れますか？

膝や腰が痛くて立っているのも、歩くのもつらい。

尿もれが心配で、何をしてもどこに行っても楽しめない。

ぽっこりお腹に垂れたおしりが気になる……。

理学療法士として、スポーツ医学の研究者として、私はこれまで、たくさんの方の悩みに寄り添い研究を重ねてきました。そんな中、特に悩みの多い腰痛や肩こり、体型の変化や排泄機能のトラブルに悩まされている方の根本原因を探ったところ、身体の中心で健康の軸ともいえる筋肉「骨盤底筋」にたどり着いたのです。

骨盤底筋は、名前の通り骨盤の底にある筋肉で、姿勢の維持はもちろん、子宮や膀胱などの内臓を支え、排泄のコントロールを行う筋肉です。その筋肉が衰えれば不調は全身に現れます。そこで、いかにダメージなく骨盤底筋を維持することができるのか、どうしたら一度衰えた筋肉を回復させられるかの研究を進めたところ、連動する筋肉を動かすことで骨盤底筋を鍛えるトレーニングの有効性を確信しました。

それはとても簡単なエクササイズで、運動経験のない方でも、ご高齢の方でも安心して行えます。とはいえ、目に見えない骨盤の底にある地味な筋肉を鍛えるには、ただ身体を動かすだけでなく、呼吸であったり、速度であったり、動かし方であったり……、押さえるべきポイントがあります。それをしっかり守りながら運動することで、確実に骨盤底筋を鍛えることができます。しかも効果は2週間で現れ始めます。

そのトレーニング法を一刻も早く多くの方に伝えたくて、1冊の本にまとめました。不調がある方は改善エクササイズとして、不調のない方は健康を維持する予防エクササイズとしてぜひ試してみてください。骨盤底筋は鍛えれば強くなります。骨盤底筋を蘇らせて不調を解消し、心から楽しいと思える毎日を過ごしましょう。

前田慶明

目次

Part 3
実践！　骨盤底筋を鍛えるエクササイズ

基本3

Part 4
尿トラブルを解決して日常生活を快適に過ごす

Part 1

骨盤底筋を鍛えれば、不調が解消する!

その悩み
骨盤底筋が
原因かも！

トイレが
近くて
困る

腰が痛くて
立っているのが
つらい

膝や股関節に
痛みがある

くしゃみを
すると尿もれ
してしまう

ぽっこり
お腹が
目立つ

最近、おしりが
垂れてきた

背中が
丸まって
猫背に
なった

足がむくんで
パンパン

便秘が
つらい

体重が
落ちない！

肩こりが
慢性化
している

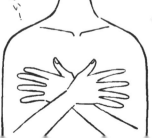

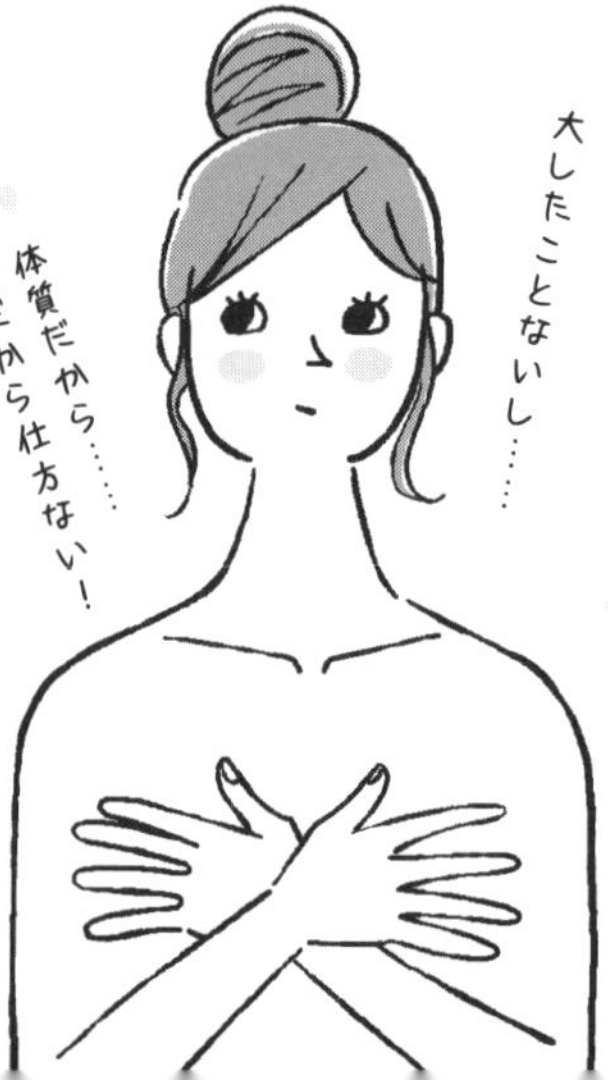

肩や腰のこりや痛み、下腹ぽっこり、むくみ、尿もれ……。
なんとなく憂うつだけど、
大したことないから、体質だから、もう歳だから……
と、諦めていませんか？
もしかしたら、その不調
「骨《こつ》盤《ばん》底《てい》筋《きん》」の衰えが原因かもしれませんよ！

骨盤底筋って そもそも何？

骨盤底筋——初めて聞く人もいるのではないでしょうか？骨盤底筋とは、その名の通り骨盤の底にある筋肉のことです。体幹のインナーマッスル（深層にある筋肉）の一つで、地味で目立たず、なかなか意識されない筋肉ですが、これが弱ってくると全身に影響が出て、**尿もれ、頻尿、姿勢の悪さ、下腹ぽっこり、肩こり、腰痛などの不調を招く原因になります。**

でも大丈夫！　骨盤底筋は鍛えれば蘇ります。この本で骨盤底筋の鍛え方をマスターして、本来の機能を取り戻し、不調のない毎日を手に入れましょう！

各分野で注目されている骨盤底筋！

医療はもちろん、介護、美容分野で注目されている「骨盤底筋」。フィットネスやピラティス、ヨガ教室でも、骨盤底筋を鍛えるメニューが増えていて、骨盤底筋の注目度は高くなっています。

これが骨盤底筋です！

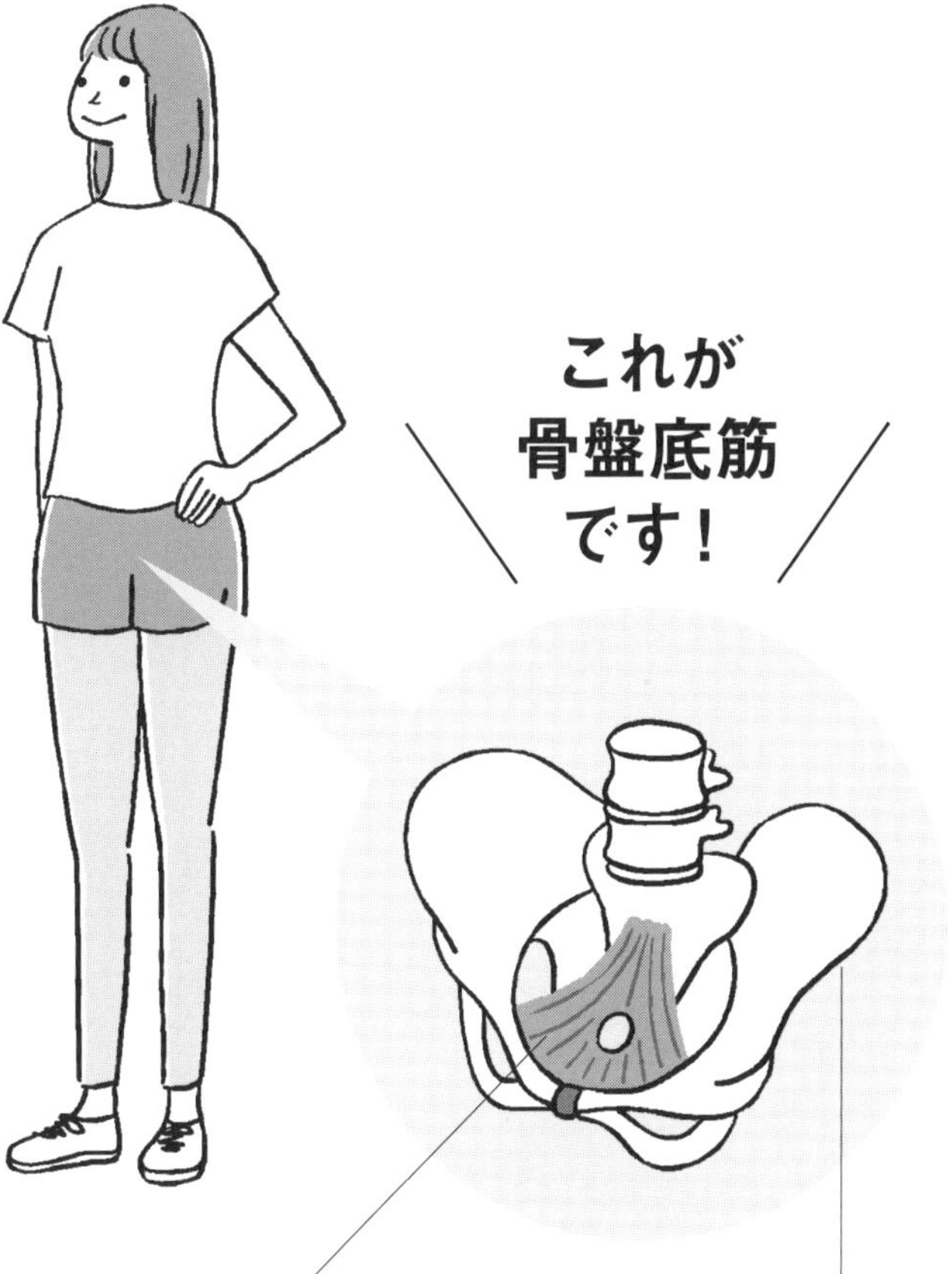

骨盤底筋

- 排泄、排尿機能をサポート
- 内臓を支える
- 膣、尿道、肛門を締める
- 姿勢やスタイルを整える

骨盤

- 内臓を守る
- 背骨を支え
姿勢を保つ

92％の女性が「身体の不調」に悩んでいます！

では、骨盤底筋を鍛えれば、どんな毎日が待っているのでしょうか。

その答えの前に、今、みなさんがどのような悩みを抱えているのかを調べてみました。大学や研究機関と一緒に骨盤を科学・研究している『ラボネッツ』に協力をしてもらい、20～60代の男女８４８人（男性２６５人、女性５８３人）を対象に、「身体の不調」に関するアンケートを実施したところ、「不調がない」と答えたのは、男性が21・9％、女性が７・９％でした。つまり**男性の約80％と、女性の約92％の人は、なんらかの不調を抱えている**という結果です。

男女ともに**最も多かった不調は、「肩こり」と「腰痛」**で、女性の場合は約7割の人が肩こりに悩まされていました。他にも、女性は便秘、冷えに悩んでいる人も多く、その頻度を聞くと、「常に」「いつも」といった声が圧倒的でした。仕事や家事、子育ての疲れなどから、慢性的な悩みになっているのでしょう。

男女ともに共通の悩みは、「肩こり」「腰痛」がトップに！

女性の身体の悩み

※複数回答

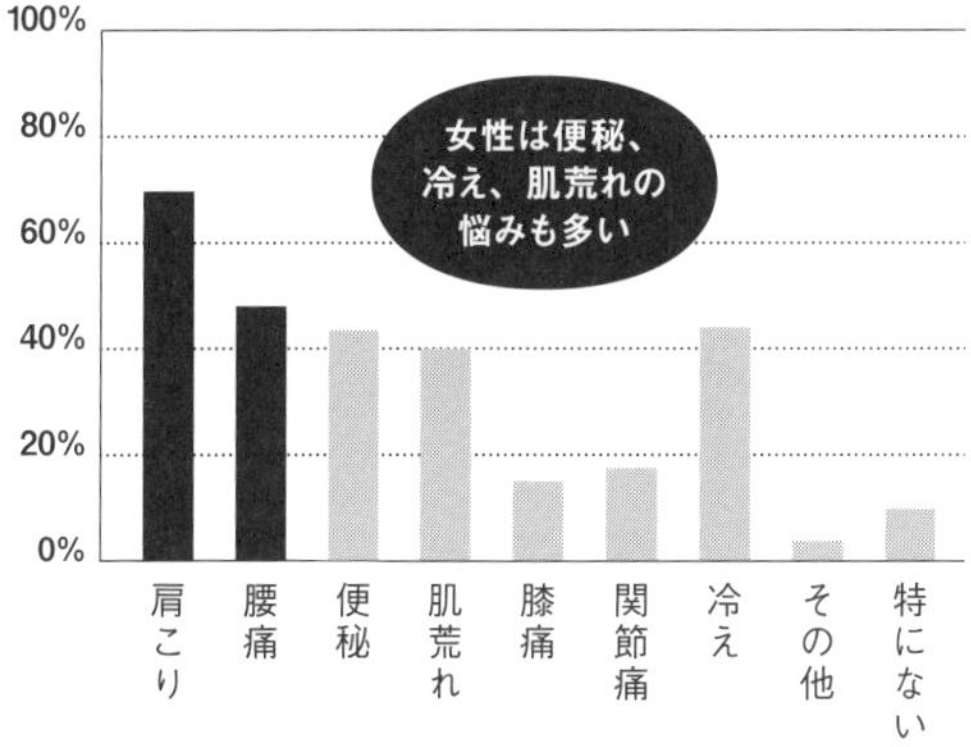
100%
80%
60%
40%
20%
0%
女性は便秘、冷え、肌荒れの悩みも多い
肩こり
腰痛
便秘
肌荒れ
膝痛
関節痛
冷え
その他
特にない

男性の身体の悩み

※複数回答

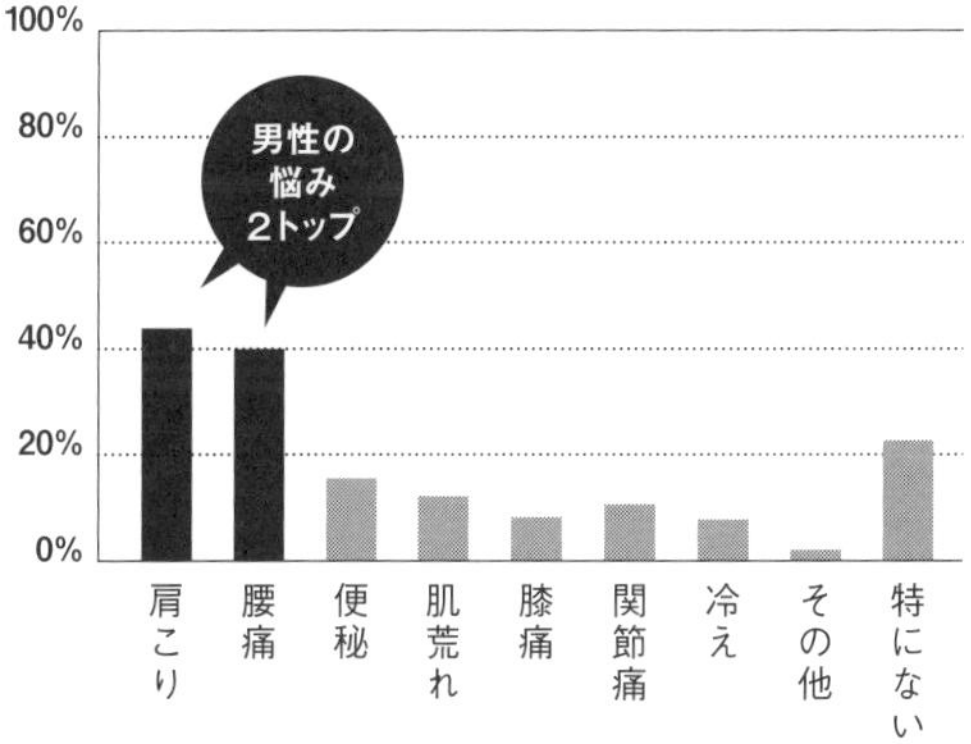
100%
80%
60%
40%
20%
0%
男性の悩み2トップ
肩こり
腰痛
便秘
肌荒れ
膝痛
関節痛
冷え
その他
特にない

さらに90%の女性が「体型の崩れ」を気にしています！

次に、「体型の悩み」について聞いたところ、「悩みがある」と答えたのは男性が約65%だったのに対し、女性は約90%でした。

悩みのトップは**男性の約40%、女性の約70%で「下腹が出てきた」がダントツ1位**。女性の場合は、さらに「おしりが下がってきた」「ウエストのくびれがなくなった」など、スタイルの崩れを気にする声が多く、いつまでも若々しくきれいでいたいという思いが見えてきます。

そして、男女ともに多かったのが**「姿勢が悪くなってきた」**という悩み。最近は、携帯電話やパソコンの使い過ぎで背中が丸まり、猫背になったり、ストレートネックを気にしている人も多く見られますが、年齢を重ねるにつれ、運動不足や筋肉の衰えによる姿勢の悪さを気にする人が増えてきます。また、姿勢で悩んでいる人は、同時に腰痛や肩の痛みを訴えているという共通点もありました。

体型の衰えを気にする女性は90%
「下腹ぽっこり」の悩みが堂々1位!

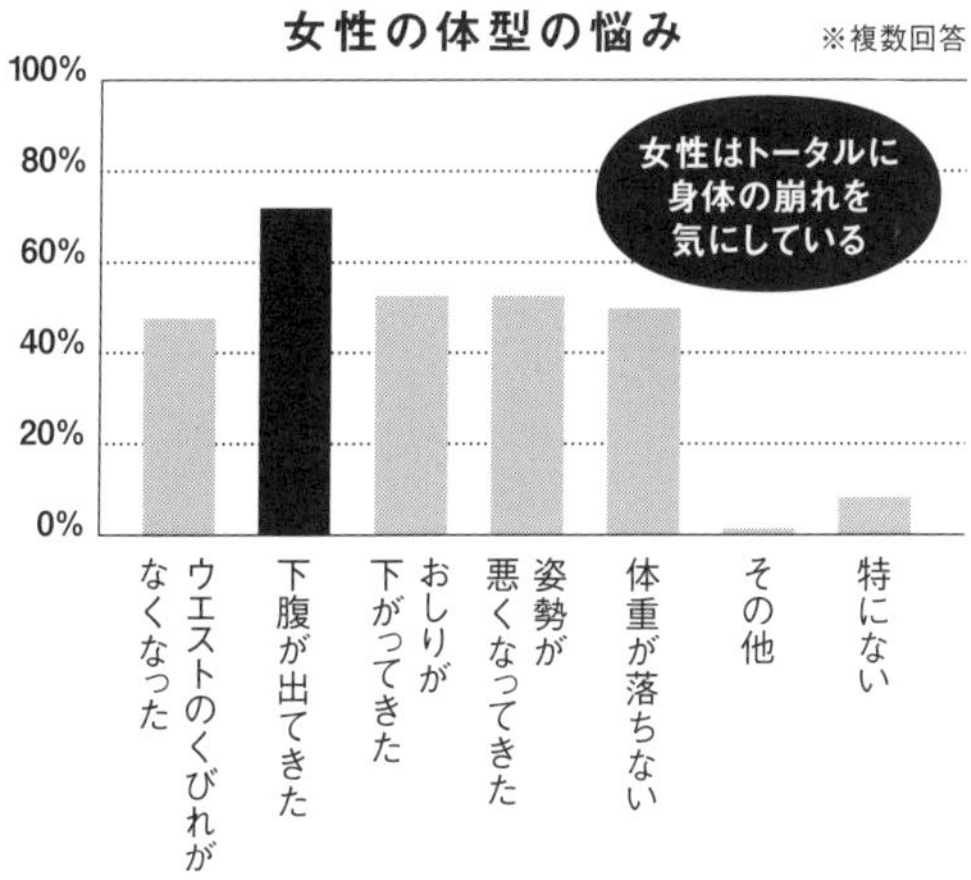
女性の体型の悩み
※複数回答
100%
80%
60%
40%
20%
0%
女性はトータルに身体の崩れを気にしている
ウエストのくびれがなくなった
下腹が出てきた
おしりが下がってきた
姿勢が悪くなってきた
体重が落ちない
その他
特にない

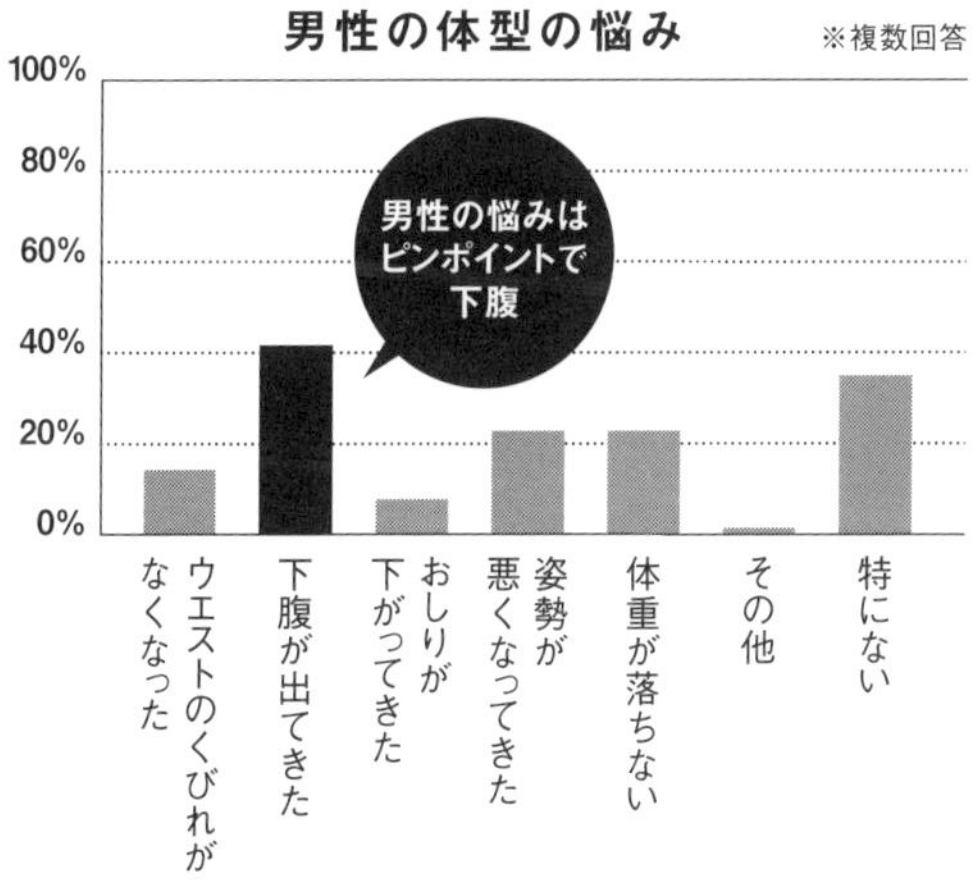
男性の体型の悩み
※複数回答
100%
80%
60%
40%
20%
0%
男性の悩みはピンポイントで下腹
ウエストのくびれがなくなった
下腹が出てきた
おしりが下がってきた
姿勢が悪くなってきた
体重が落ちない
その他
特にない

女性の約7割に起こる「尿トラブル」の事実！

そして驚くべきは、「尿トラブルの悩み」です。

なんと、**女性の約7割の人が、尿もれや頻尿で困っている**というのです。

しかも、**20代の若いうちから尿もれに悩まされている人が全体の3割にも及び、30代を含めれば、その数は6割以上に！**

骨盤底筋の衰えによって尿もれが起こる、と説明しましたが、すでに若い人の筋力低下が始まっているのかもしれません。

いつ頃から悩んでいますか？（女性）

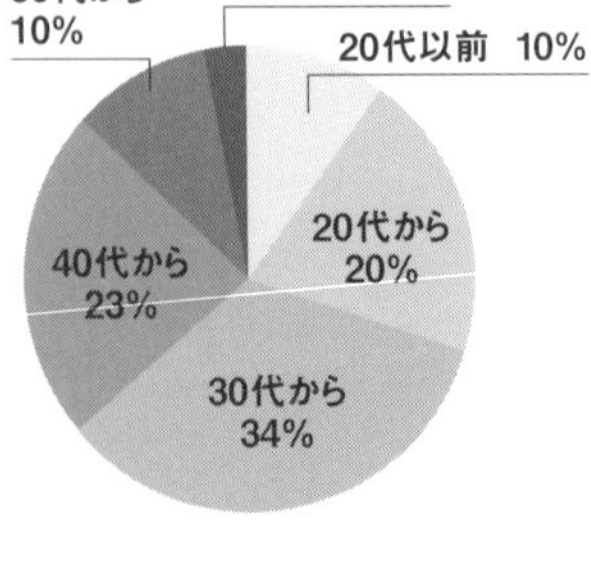

60代から　3%
50代から
10%
20代以前　10%
20代から
20%
40代から
23%
30代から
34%

尿もれや頻尿などの尿トラブルに悩んでいますか？（女性）

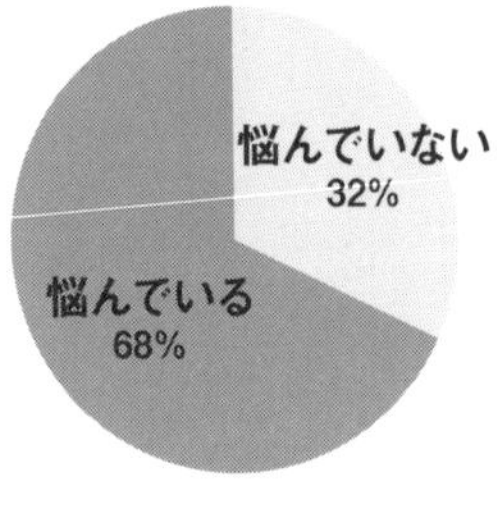

悩んでいない
32%
悩んでいる
68%

そこで、**「尿もれの原因は何だと思いますか？」と尋ねてみると、20〜30代の女性は「産後の骨盤の開き」や「骨盤のゆがみ」**を、**50代になると「更年期」や「泌尿器まわりの筋力の衰え」**を理由に挙げる人が多いということがわかりました。

この原因についての認識は正しく、骨盤のゆがみ、妊娠や出産によるダメージ、加齢による筋力の衰えは、骨盤底筋が弱まる大きな要因です。

また、「症状」について聞いてみると、20〜30代の尿もれは「一時的なケース」が多く、その後は回復したという人が大半を占めていますが、中には悩みを抱えたまま年齢を重ね、より症状が重くなったという人も少なくありません。

尿もれの原因は何だと思いますか？ ※複数回答

50代女性の回答

52人	更年期	24%
43人	泌尿器まわりの筋力の衰え	19%
34人	骨盤のゆがみ	15%
29人	産後の骨盤の開き	13%
29人	泌尿器系の衰え	13%

20〜30代女性の回答

92人	産後の骨盤の開き	23%
91人	骨盤のゆがみ	23%
61人	泌尿器まわりの筋力の衰え	16%
54人	精神的なもの・ストレス	14%
44人	泌尿器系の衰え	11%

※回答が多かったベスト5を抜粋しています。

4割の人が週に2回以上尿もれで失敗している！

「どんなときに尿もれを心配しますか？」の質問には、年齢を問わず**「くしゃみ・せきをしたとき」がトップ**で、次いで「身体を動かしたり運動をしているとき」「トイレにたどり着いたとき」「排尿を終えて服を着たとき」と続きます。

また、**「尿もれの頻度」**を尋ねてみると、**40％以上の人が、「週に2回以上の尿もれがある」**と答えており、そのうちの約半数が「1日1回以上尿もれで失敗している」という結果に。ちなみに男性の場合も、同じような数字でした。

1日に1回以上の尿もれがあれば、それだけで生活は制限されます。常に「失敗したらどうしよう」と心配になり、毎日が憂うつになります。しかし、そんな不自由さを感じながらも「対策」としては、「尿とりパッドやおむつを使用する」「まめにトイレに行く」という回答がほとんど。**運動で改善をしている人は全体の6％**で、「医師に相談する」は3％と、根本的な治療や改善を試みている人は、ほんのわずかでした。

どんなときに尿もれを心配しますか？（女性）※複数回答

234人	くしゃみ・せきをしたとき	44%
107人	身体を動かしたり運動をしているとき	20%
82人	トイレにたどり着いたとき	15%
49人	排尿を終えて服を着たとき	9%
38人	理由がわからずにもれる	7%
23人	眠っている間	4%
3人	常にもれている	1%

尿もれの頻度は？（女性）

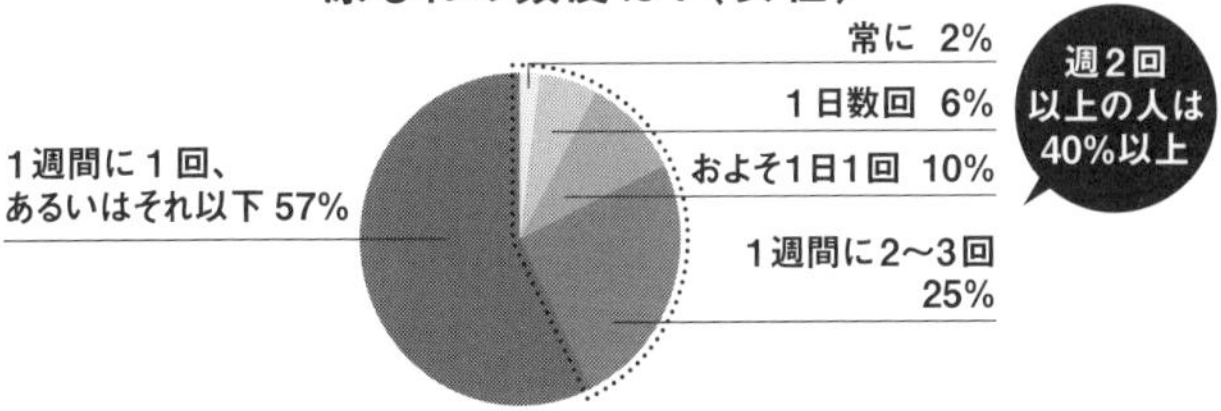
常に 2%
1日数回 6%
およそ1日1回 10%
1週間に2〜3回 25%
1週間に1回、あるいはそれ以下 57%
週2回以上の人は40%以上

尿もれの対策は？（女性）※複数回答

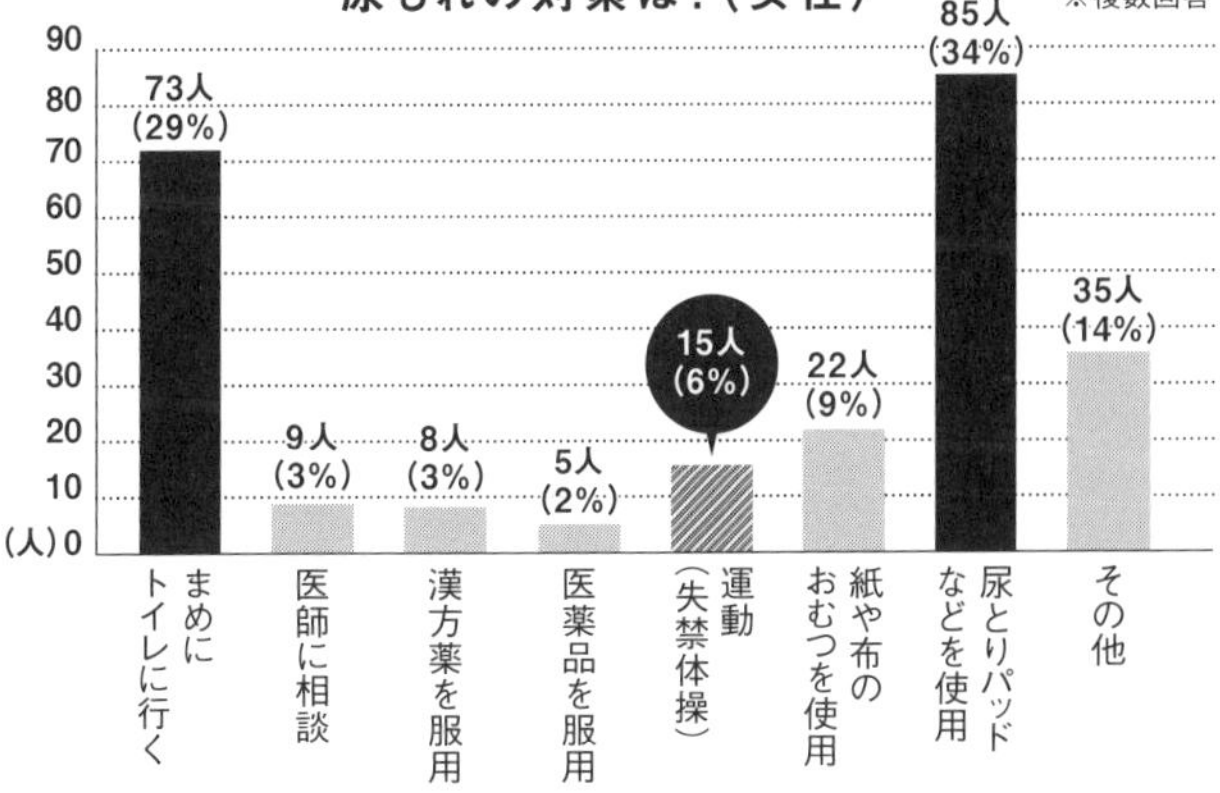
(人)
0
10
20
30
40
50
60
70
80
90
73人（29%）
9人（3%）
8人（3%）
5人（2%）
15人（6%）
22人（9%）
85人（34%）
35人（14%）
まめにトイレに行く
医師に相談
漢方薬を服用
医薬品を服用
運動（失禁体操）
紙や布のおむつを使用
尿とりパッドなどを使用
その他

骨盤底筋の衰えは
さまざまな不調を招く

　さて、ここまでたくさんの悩みや不調の結果を見てきましたが、みなさんはどうでしたか？

　実はアンケートで多かった肩こりや腰痛、冷え、便秘などの身体の不調も、下腹ぽっこりの体型の変化も、尿もれや頻尿の悩みも――、すべて骨盤底筋が大きく関係しているんです！

　そこで最後に、この骨盤底筋について質問してみました。「骨盤底筋という言葉を知っていますか？」という問いに「はい」と答えたのは、男性

「骨盤底筋」という言葉を知っていますか？

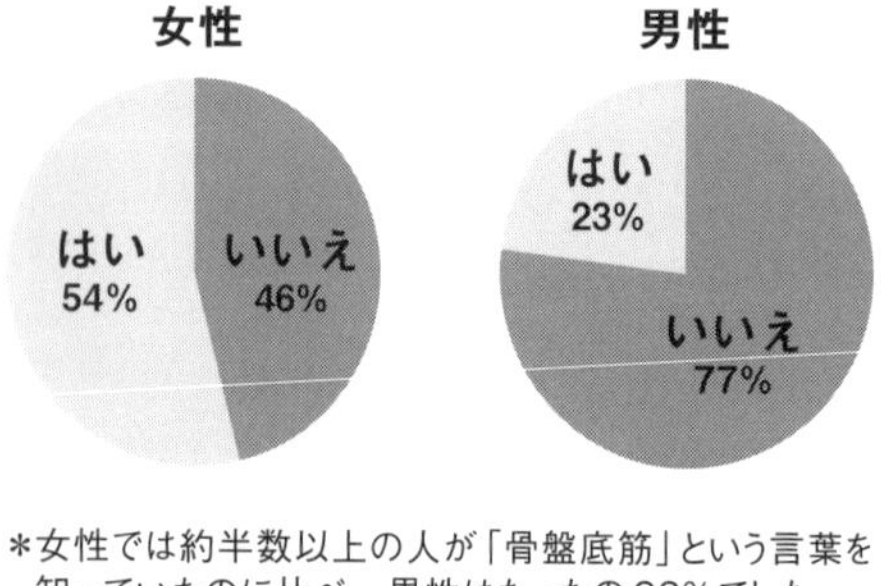
女性
はい 54%
いいえ 46%
男性
はい 23%
いいえ 77%

＊女性では約半数以上の人が「骨盤底筋」という言葉を知っていたのに比べ、男性はたったの23％でした。

は23％でしたが、女性は倍の54％でした。骨盤底筋は、妊娠や出産でダメージを受けやすい筋肉です。そのため、出産を通して知ったという人も少なくないのかもしれません。

さらに「知っている」と答えた人全員に、「骨盤底筋の場所や役割」を尋ねてみたところ、「わかる」と答えた女性は約30％だったのに対して、男性はわずか15％という結果に。

もちろん、まだまだ認知度が高いとはいえない骨盤底筋ですが、私としては、この本で少しでも多くの人にその重要性を知っていただき、一刻も早く衰えてしまった骨盤底筋を鍛えて、日々憂うつな不調や悩みを解消してほしいと思っています。

骨盤底筋の場所は
わかりますか？

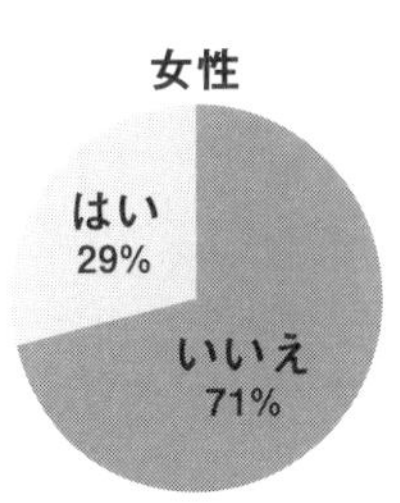
女性
はい
29%
いいえ
71%

骨盤底筋の役割は
わかりますか？

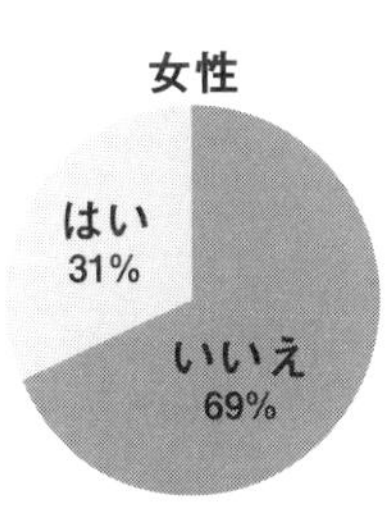
女性
はい
31%
いいえ
69%

＊骨盤底筋の場所や役割を知っている女性は約30％。男性においては、さらにその半分の約15％という結果でした。

骨盤底筋を鍛えると健康や美、若さが叶う！

ではなぜ、骨盤底筋を鍛えると多くの不調や悩みが解決できるのでしょう。その答えは、多方面にわたる骨盤底筋の働きにあります。

ここでは骨盤底筋の大事な働きを2つ紹介します。1つ目は**「排尿に関わる筋肉」**であること。そのため、骨盤底筋の弱まりを強化すれば、尿もれや頻尿が解消します。2つ目は**「姿勢を維持する筋肉」**であること。鍛えれば姿勢が正しく整い、それに伴って肩こりや頭痛が改善します。

それだけではありません。骨盤底筋の筋力はお腹まわりの筋肉とも繋がっているので、鍛えることで下腹ぽっこりがなくなります。内臓が正しく働くようになるので、便秘が解消されて肌や髪にハリやツヤが戻り、見た目にも若々しくなります。

さらに、身体の悩みが解消されれば、外に出たい！　人に会いたい！　新しいことにチャレンジしたい！　と気持ちが前向きになり、希望を持って毎朝目覚めることができます。

いかがですか？　たった一つの筋肉を鍛えるだけで、これだけのうれしいことが起こるのです。では、どうやって骨盤底筋を鍛えればいいのでしょうか？

それは、1日5分の**簡単なエクササイズで強化することができます！**　しかも効果は2週間で現れます。

まずはP29の骨盤底筋力チェックリストで、骨盤底筋の状態を確認してみましょう。骨盤底筋についての詳しい解説はPart2で紹介しています。そこで、骨盤底筋についての知識を身につけたら、Part3のエクササイズで、骨盤底筋の鍛え方をしっかりマスターしてください。2週間実践するだけで、身体に起こるうれしい変化にきっと気づくはずです。

Column 1

昔の女性は骨盤底筋が強かった!!

現在のように便利な生理用ナプキンがなかった時代、女性たちは経血の排出を自分でコントロールしていました。子宮に経血が溜まり、膣に下りてきたら膣を閉めて、トイレに行って排泄していたようです。全く下着を汚さないでいたかはわかりませんが、汚れを最小限に抑えていたのは事実のようです。

和式トイレや雑巾がけ、また「室内に入る」という動作一つにしても、襖の前でしゃがみ、襖を開けて部屋に入ったら、またしゃがんで襖を閉める。昔の日本人は、おしりに力を入れて動くという所作が日常の中で身についていたため、自然に骨盤底筋が鍛えられていたのでしょう。

また、着物を着ることで姿勢が維持され、袖をたすき掛けにすることで、さらに肩甲骨が寄せられて、美しい姿勢をキープすることもできました。

車や電車、家電……、生活が便利になり、服装もラクになった今だからこそ、意識して骨盤底筋を鍛える必要があるのだと思います。

Part 2

骨盤底筋について詳しく知ろう！

あなたの「骨盤底筋力」をチェックしよう！

骨盤底筋は、腕や脚、お腹などにある筋肉と同じです。そのため、他の筋肉と同じように弾力がなくなれば、機能が低下して身体の不調はもちろん、体型や美容、尿もれなど、さまざまなトラブルを引き起こします。

しかし、骨盤の下にある筋肉なので、自分の骨盤底筋がどのような状態になっているのか、自己判断が難しいのも確かです。そこで、骨盤底筋の衰えによって現れやすい症状を、10項目上げてみました。

10項目のうち1つでもチェックがあれば、あなたの骨盤底筋力は衰えています。あてはまる数に対応する診断結果（P30〜31）を見て、今のあなたの骨盤底筋の状態をしっかり把握しておきましょう。

骨盤底筋力チェックリスト

- [ ] おしりがたるんできた気がする
- [ ] 腰が痛い
- [ ] 下腹がぽっこりと出てきた
- [ ] 便秘気味である
- [ ] 片足で30秒以上立つことが難しい
- [ ] くしゃみをするときや笑うとき、尿もれが気になる
- [ ] 座っているとき、気づくと猫背になっている
- [ ] 運動する習慣がない
- [ ] 長時間座っていることが多い
- [ ] 残尿感がある

結 果

チェックの数が0個の人

筋力は維持しています

今のところ、あなたの骨盤底筋力は衰えていないようです。でも、油断は禁物。年齢とともに筋力は低下します。今の筋力をそのまま維持できるように、これからは骨盤底筋を意識して生活していきましょう。

対処法

P66からP73の「正しい座り方」「腹式呼吸」を日常生活に取り入れて予防をすれば、より安心です。

チェックの数が1～3個の人

ダメージを受けて衰え始めています

まだ、大きなダメージは受けてはいないようですが、チェックリストで1つでも該当するものがあれば、衰えは始まっています。このまま何もしなければ、筋肉は年齢とともに衰えていきます。まだ大丈夫と油断せず、筋力維持に努めましょう。

対処法

骨盤底筋を衰えさせる生活習慣がないかを見直し、P66からP77の「正しい座り方」「腹式呼吸」「股関節ストレッチ」を定期的に行って、筋力維持をはかりましょう。

骨盤底筋力 診断

チェックの数が4〜6個の人

衰えています。すぐに骨盤底筋を鍛えましょう

骨盤底筋が衰えています。筋肉が伸び、緩んでいる状態です。姿勢や内臓を支える力が低下しているため、すでに肩こり、腰痛、下腹ぽっこり、尿もれなどの症状が現れているのでは？　そのまま放置すれば、筋肉はどんどん衰えて日常生活に支障が出ることも。

対処法

P66からP77の基本に加え、P78からの「骨盤底筋エクササイズ」を1〜2種選び、毎日1回行いましょう。できればP97からの「症状別！お悩み改善エクササイズ」も1種行うとさらに◎。

チェックの数が7個以上の人

かなり弱っています。早急にケアを！

骨盤底筋が衰えて、排泄機能が低下している状態です。骨盤底筋が伸び切って、カチカチに固まっている恐れがあります。正しい姿勢が保てず、内臓の配置も崩れているはずです。尿トラブルのほかに、血行不良を起こし、むくみや冷え、便秘などの症状も出ているのでは？

対処法

早急にP66からP77の基本と、P78からの「骨盤底筋エクササイズ」2種、P97からの「症状別！お悩み改善エクササイズ」を1〜2種を選んで毎日2回以上行い、筋力の回復とこれ以上のダメージを阻止しましょう。

骨盤底筋とは骨盤の下にある「インナーマッスル」です

チェックの結果はどうでしたか。0個の人はなかなか少ないはず。ということは多くの人が、骨盤底筋が衰えていることになります。すぐにでも骨盤底筋を鍛えて欲しいのですが、その前に筋肉の場所や役割をわかりやすく説明していきます。

まずは骨盤底筋の場所ですが、**名前の通り骨盤の底にあり、恥骨や坐骨、尾骨と繋がってハンモック状に張られた筋肉**です。ただし腹筋や上腕二頭筋（腕の筋肉）のように、身体の表面にあるアウターマッスル（表層筋）とは違います。骨盤底筋は身体の中心や骨のまわりなど、**身体の深いところに位置するインナーマッスル（深層筋）の一つ**で、立っているときや座っているとき、呼吸をしているときに自然に働いている筋肉です。

骨盤底筋の場所を知ろう

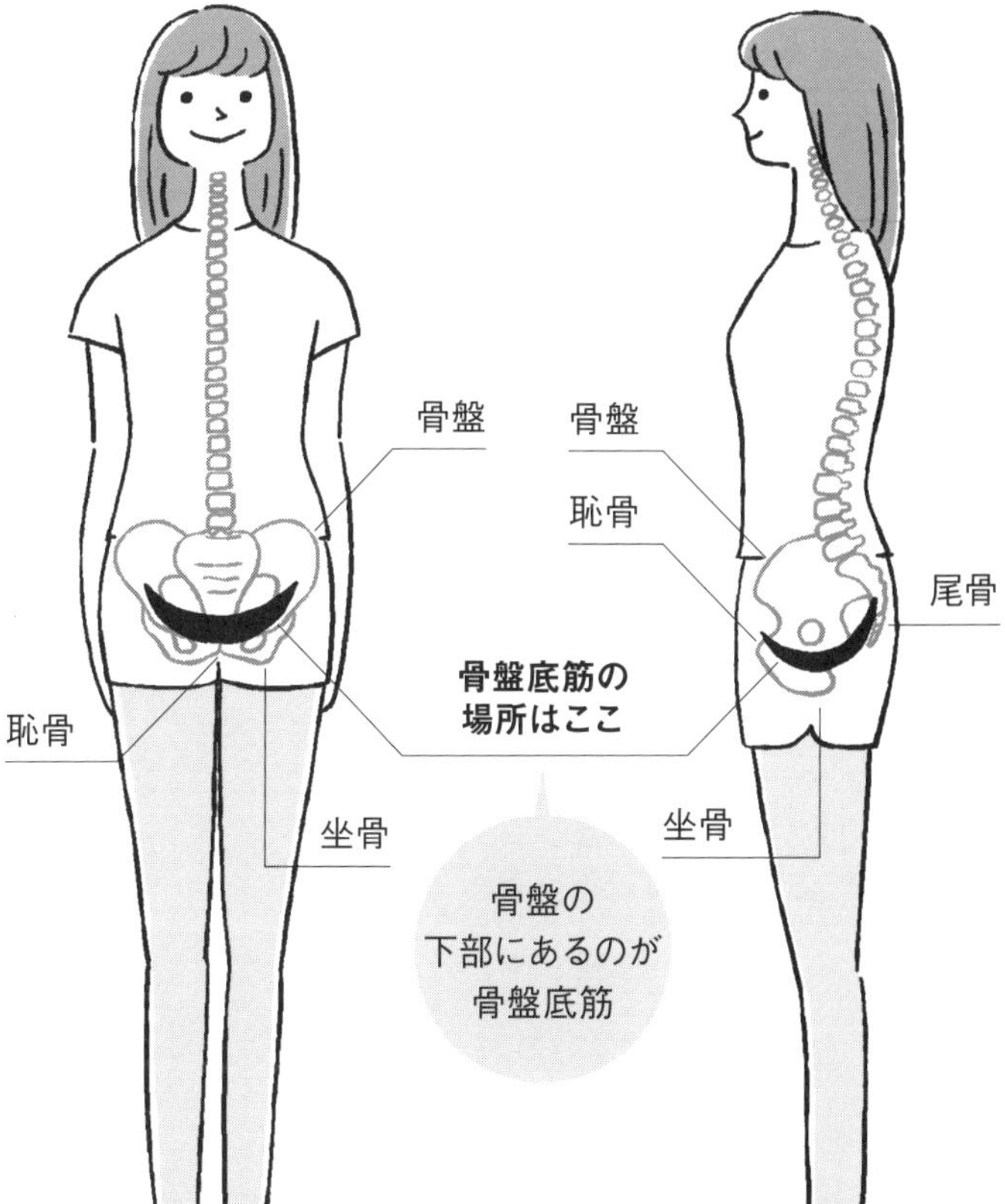
骨盤
骨盤
恥骨
尾骨
骨盤底筋の
場所はここ
恥骨
坐骨
坐骨
骨盤の
下部にあるのが
骨盤底筋

骨盤底筋は骨盤の底辺に位置。身体のほぼ中心にあり、立っているときや座っているときに自然に働いています。

骨盤底筋は骨盤や内臓を支える縁の下の力持ち！

　私たちの身体は骨盤を受け皿にして、その中に膀胱や子宮、腸を納めています。しかし、骨盤には底の骨がありません。骨盤の底を下からハンモックのように支えてふたの役目をしているのが骨盤底筋です。**まっすぐに立っているのに内臓が下がらず、スムーズに機能しているのは、骨盤底筋が必死に支えているおかげ。**また、骨盤底筋は尿道や膣、肛門とも繋がっていて、排泄口を開閉する働きもしています。**排尿や排便、月経が正しく行われているのも骨盤底筋がしっかり働いているからです。**

　このように話すと、強靭なゴムのような筋肉を想像してしまいますが、骨盤底筋はとても細く薄い、小さな9つの筋肉が複雑に重なり合ってできています。そのため、正式には「骨盤底筋群」と呼ばれています。

骨盤底筋は9つの筋肉の集合体

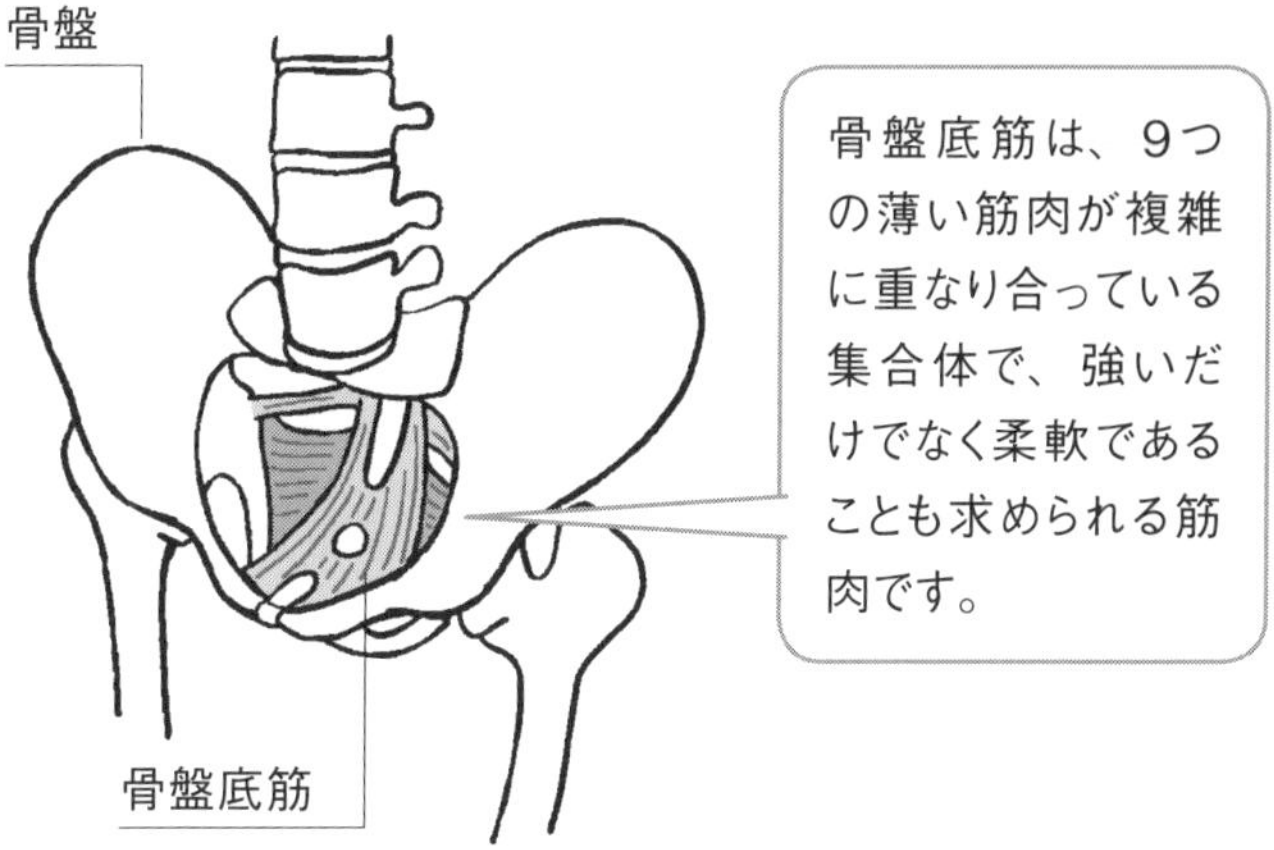
骨盤
骨盤底筋
骨盤底筋は、9つの薄い筋肉が複雑に重なり合っている集合体で、強いだけでなく柔軟であることも求められる筋肉です。

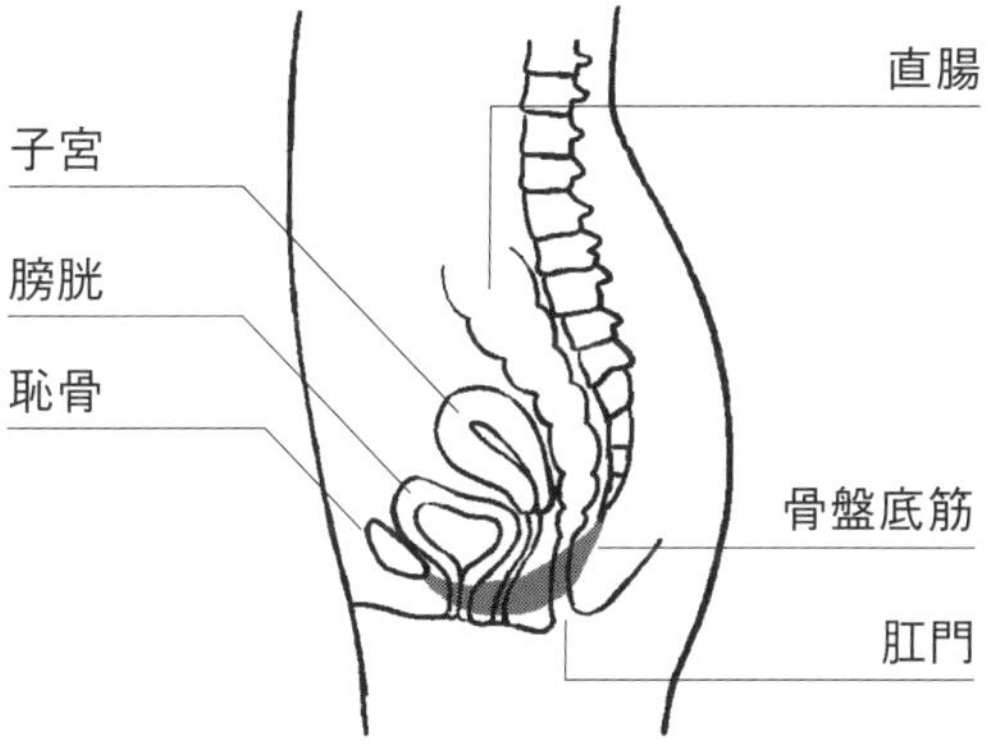
直腸
子宮
膀胱
恥骨
骨盤底筋
肛門

膀胱、子宮、直腸など、いくつもの臓器を支えている骨盤底筋は、排泄のコントロールも担っています。

こんなにいっぱい！骨盤底筋のすごい役割！

骨盤底筋は骨盤の底にあり、子宮や膀胱、直腸などの内臓を支えていることはすでに説明しましたが、その働きは、単に内臓が落ちないように受け止めているだけではありません。その役割を見ていきましょう。

①「骨盤のゆがみを防ぐ」　骨盤底筋がしっかりしていれば、骨盤がゆがまず、中にある内臓は安定が得られるので、スムーズに機能することができます。

②「背骨を安定させる」　骨盤のゆがみが防げると、骨盤と繋がる背骨が安定します。背骨にゆがみがなけれ

骨盤底筋の役割

①骨盤のゆがみを防ぐ
②背骨を安定させる
③臓器を正しく機能させる
④排泄と経血をコントロール
⑤妊娠・出産をサポート
⑥身体を支えて腹圧を調整

ば、正しい姿勢やスタイルを維持することができます。

③「臓器を正しく機能させる」 背骨にゆがみがなければ、胃や腎臓などすべての臓器が本来の定位置にピタリと納まります。すると、体内を巡っている血液やリンパの滞りがなくなり、代謝や免疫機能などすべての機能が正常に働くようになって、むくみや冷え、肩こりなどが改善します。

④「排泄と経血をコントロール」 尿道、膣、肛門と繋がっている骨盤底筋は、筋肉を緩めたり縮めたりすることで、排尿や排便、経血の排出をコントロールします。経血が子宮から降りて来たら、流れ出ないように膣を締めたり、尿もれを防ぐ働きがあります。

⑤「妊娠・出産をサポート」 妊娠・出産時に産道を伸縮させることで、赤ちゃんを支えたり、産み出す役目も担っています。

⑥「身体を支えて腹圧を調整」 お腹まわりにある横隔膜や腹横筋などほかの筋肉と連動することで、身体を思い通りに動かしたり、腹圧を調整したりします。

骨盤底筋は「インナーユニット」として
身体を動かす土台にもなっている

インナーユニットを作る4つの筋肉

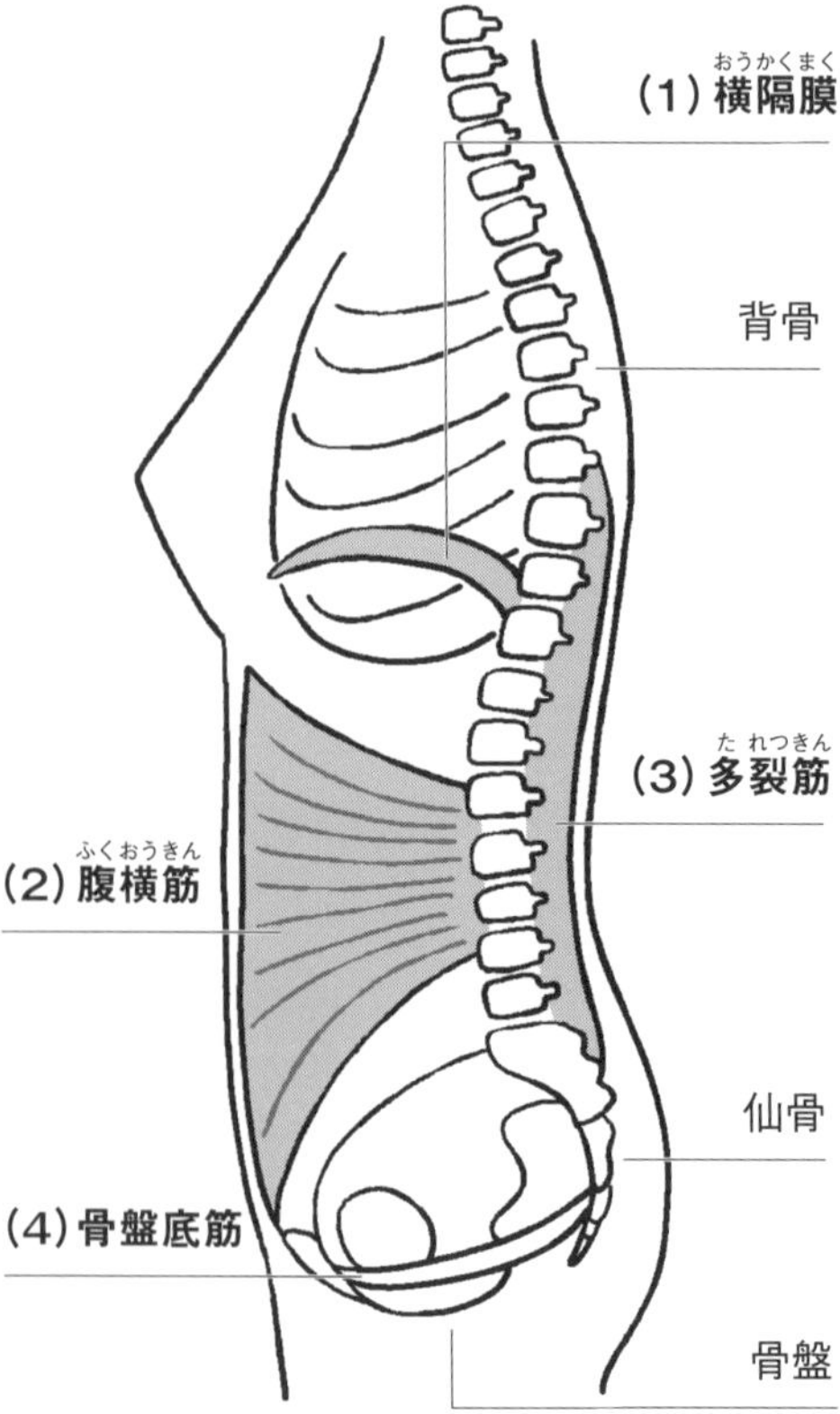
(1) 横隔膜《おうかくまく》
背骨
(3) 多裂筋《たれつきん》
(2) 腹横筋《ふくおうきん》
仙骨
(4) 骨盤底筋
骨盤

横隔膜、腹横筋、多裂筋、骨盤底筋が協働することで、身体を保持し、機能させています。

骨盤底筋はインナーユニットと連動して動いている

インナーマッスルである**骨盤底筋は、横隔膜や腹横筋、多裂筋と連動**して働いています。この4つの深層筋は「インナーユニット」と呼ばれ、身体を維持し、動かすための大切な働きをしています。胸とお腹の間にある半球型をした**横隔膜（1）**は、上げ下げすることで呼吸を助け、お腹のまわりにある**腹横筋（2）**は、腹圧を調整したり内臓の位置を安定させます。**多裂筋（3）**は仙骨から伸びる背骨を支えて姿勢を維持し、**骨盤底筋（4）**とともに骨盤を安定させる働きがあります。

このインナーユニットが連動して働くことで、**身体全体の姿勢を保持したり、内臓を保護したり、腹圧を調整して体幹を安定させています。**身体を動かすときも、インナーユニットが最初に動いて身体を安定させているおかげで、手足が動かせるのです。例えば、片足を上げるとき、インナーユニットが先に働いて腹圧を高めることで体幹を安定させ、その後に足が動くという仕組みです。

呼吸とインナーユニットの動き

さらに**インナーユニットは、呼吸時にも大きな働き**をしています。

呼吸に深く関わっているのは横隔膜と腹横筋です。息を吸うと肺が膨らみ、肺に押されて横隔膜は下がります。と同時に、骨盤底筋も押し出されて下がります。息を吐くときは肺がしぼむので横隔膜が上がり、横隔膜に引っ張られて骨盤底筋が上がります。

このとき、コルセットのようにお腹のまわりを支えている腹横筋もまた、骨盤底筋と連動してへこんだり膨らんだりして腹圧を一定に保ち、呼吸をサポートします。

歳を重ねると呼吸が浅くなり、十分な酸素を体中へ送ることが難しくなってきますが、それはこのインナーマッスル（深層筋）の衰えが関係しています。

筋肉は、動かせば鍛えることができます。同じ呼吸でも、意識してゆっくり深い呼吸を行えば、骨盤底筋を大きく動かすことができます。Ｐａｒｔ３の「骨盤底筋を鍛えるエクササイズ」の中で「腹式呼吸」（Ｐ69）を紹介しているのはそのためです。

呼吸と骨盤底筋の関係

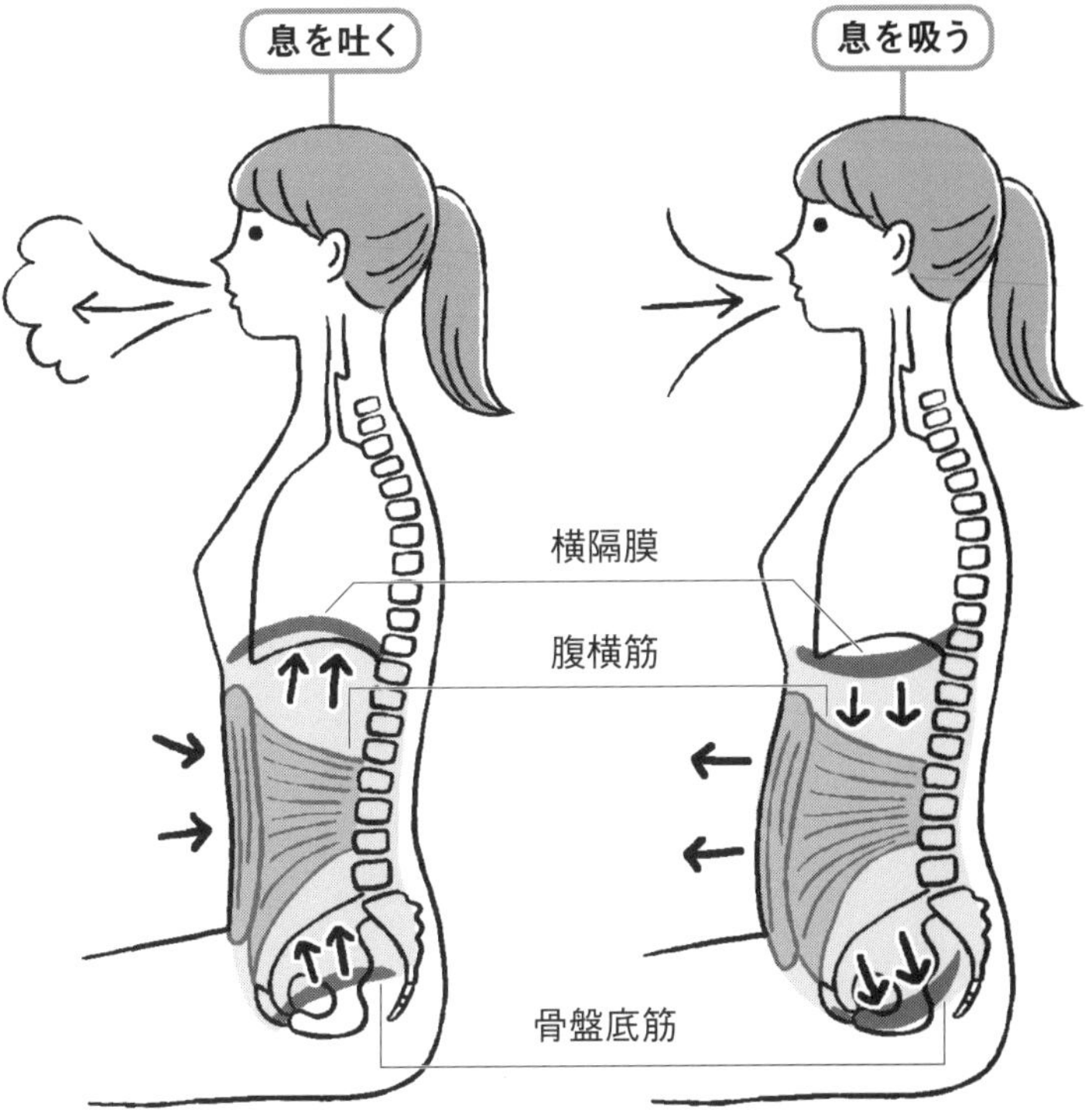

息を吐くと横隔膜が上がり、腹横筋により腹圧を弱めることで骨盤底筋が上がる。

息を吸うと横隔膜が下がり、腹圧に押されて連動する骨盤底筋も下がる。

骨盤底筋は、腹式呼吸を深くゆっくり行うだけでも鍛えることができる！

「ゆるゆる」「カチカチ」の骨盤底筋が危ない！

身体の中で大活躍の骨盤底筋ですが、実はこの筋肉、とても弱く繊細なうえに、ダメージを受けやすく、何もしなければ年齢とともに衰えて緩みやすくなります。

衰えの第一歩は弾力やハリの喪失です。

骨盤底筋はハンモック状の筋肉なので、**弾力やハリが失われれば、伸びて垂れ下がります。これが「ゆるゆる」状態**です。肌のたるみに似ているかもしれません。

さらに、そのまま放置していると、**伸びきったまま細胞は縮み硬くなります。これが「カチカチ」状態**です。運動をしないでいると、身体が硬くなるのと一緒です。

特に「カチカチ」になった筋肉を元に戻すのは困難です。そうなる前にしっかり鍛える必要があります。

「運動不足」と「腹圧」に要注意！

では、骨盤底筋を弱らせる原因は何でしょう。それは、**「運動不足」**です。さらに**「出産や妊娠」**、**「加齢による筋肉量の低下」**などが主な原因です。そして、その衰えに拍車をかけるのが**「過剰な腹圧」**です。

Ｐ40でお腹に腹圧がかかると骨盤底筋は押し下げられると説明しましたが、もし、筋力が弱っているところに、絶えず腹圧が加わっていたとしたら――、筋肉はさらに疲労して、本来の締めるべき力が働かなくなります。

腹圧を高める動作には、重い荷物を持つ、お腹を締めつける、くしゃみやせき、前かがみの姿勢をとるなどがあります。また、妊娠や出産、肥満も、常時骨盤底筋に重い負荷をかけ続けます。骨盤底筋にとって、これらの腹圧は好ましくありませんが、腹圧をかけずに生活をするのは、もっと困難です。だからこそ、**常に骨盤底筋を鍛える運動をして、腹圧に負けない筋力作りが大切**なのです。

骨盤底筋の衰えで起こる身体の不調とトラブル

骨盤底筋が「ゆるゆる」「カチカチ」になると、身体にどのような影響が出てくるのかを、具体的に説明しましょう。

まず、**骨盤底筋が支えている骨盤がゆがみます。**その中に納まっていた子宮や膀胱、腸が不安定になり、全体的に臓器が下がって、下腹ぽっこりの体型に。同時に、血液やリンパの流れも悪くなり、新陳代謝が低下して冷えやむくみ、便秘、痩せにくくなるなどの症状が現れ始めます。

さらに**子宮機能も低下**します。月経不順や月経困難症などを起こしやすくなり、ホルモン分泌が減少。肌や髪のハリと潤いが失われて、ますます老化が進み、筋力が弱まり骨盤底筋が衰える、という悪循環を招くことになります。

膀胱が押されて頻尿や尿もれに！

また、膀胱が押されることで、頻繁に尿意をもよおす**頻尿**に悩まされたり、くしゃみなどで力を入れた瞬間に**尿がもれたり**します。中には、膀胱が下がることで、**尿が出にくくなる**人もいるでしょう。

もちろん、排泄トラブルは、内臓の降下だけが理由ではありません。骨盤底筋の緩みによっても生じます。伸びきったゴムのように伸縮機能が衰えれば、尿や便を押し出す力も弱まります。当然、尿道を締める力も弱まるので、尿もれはますます悪化。そのまま放置すれば、さらに内臓が下がり、膣から子宮や膀胱などが出てしまう「骨盤臓器脱」を招くことになりかねません。

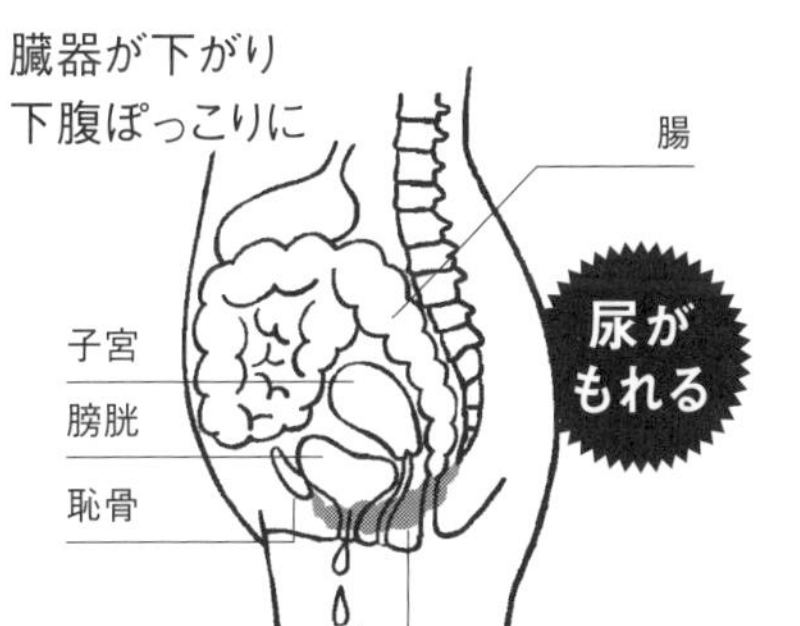
臓器が下がり
下腹ぽっこりに
腸
尿が
もれる
子宮
膀胱
恥骨
たるんだ骨盤底筋

骨盤底筋が緩むと……

内臓の位置が乱れて下腹ぽっこりに。さらに膀胱が押されることで刺激が強まり、頻繁に尿意をもよおす頻尿や、ちょっとした腹圧で尿がもれるように。

骨盤底筋の衰えは連動する筋肉にも影響

骨盤底筋はほかの深層筋と連動しているため、**骨盤底筋が衰えれば、繋がっている横隔膜や腹横筋、多裂筋のパワーも一緒に弱まります。**

インナーユニット（P38）は、骨盤や仙骨から頸椎（背骨から繋がる首の骨）までの背骨を支えて姿勢を維持し、体幹を安定させて動きを円滑にしているので、その影響は全身におよびます。

まず、骨を支える筋力が弱まると、**背骨が曲がり猫背やストレートネック**になります。背骨がゆがめば背骨の中を通っている太い神経が圧迫され、しびれや痛みが生じて**関節痛や腰痛、肩こり、頭痛**などが引き起こされるでしょう。

骨盤底筋の低下によって起こるトラブル

- 尿もれ・頻尿
- 婦人科系疾患
- 基礎代謝の低下
- 下腹ぽっこり
- ヒップが垂れる
- 姿勢が悪くなる
- 頭痛
- 肩こり
- 腰痛
- 便秘
- 冷え
- むくみ
- 肌や髪のトラブル
- 疲れ・だるさ
- 老化
- 血液やリンパの滞りなど

さらに骨盤のゆがみに伴って**ヒップやバストが下がり**、知らず知らずに膝が曲がって**O脚やX脚**となり、スタイルが崩れます。

表層筋とのバランスも悪くなり、運動能力が下がって老化が加速し、**階段の上り下りがつらくなったり、段差でつまずきやすくなるなど**身体が急速に衰えて、日常の生活シーンで老いを感じることが多くなるでしょう。

**骨盤底筋のダメージで起こる
スタイルの崩れ**

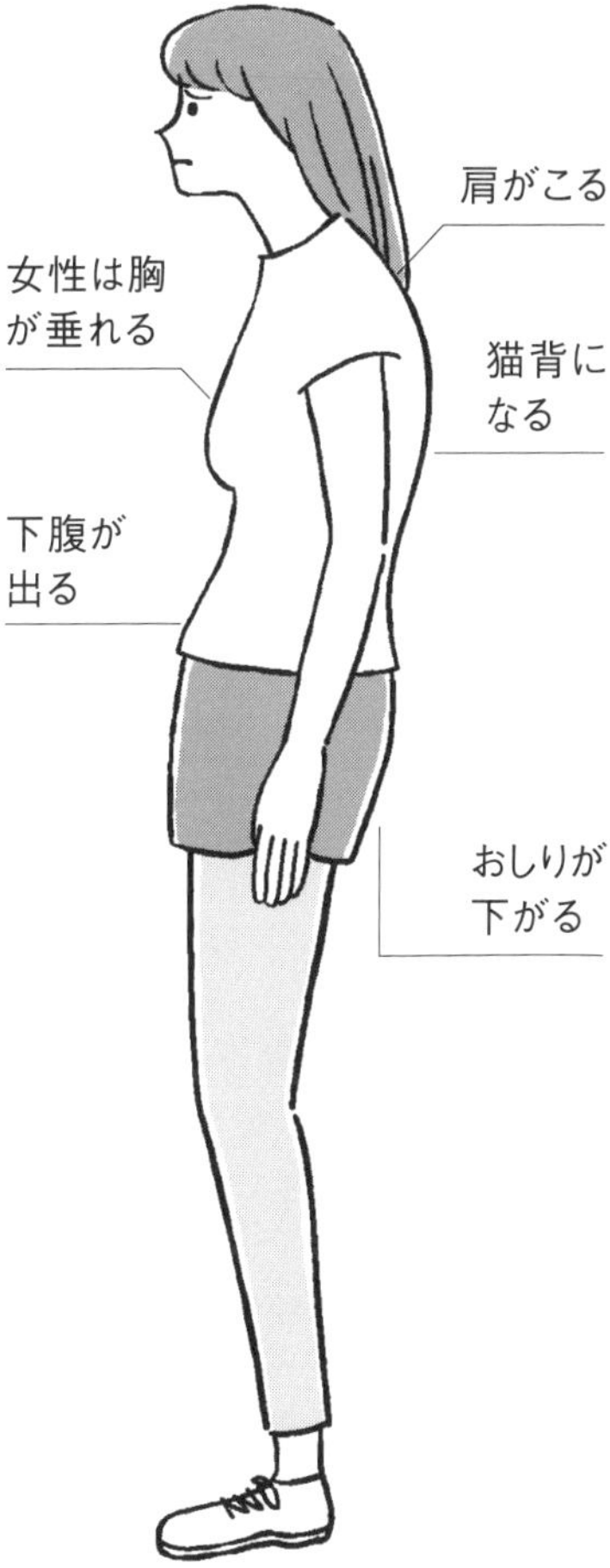

肩がこる
女性は胸が垂れる
猫背になる
下腹が出る
おしりが下がる

女性は特に骨盤底筋が弱りやすいので要注意！

特に女性は骨盤底筋が衰えやすいといわれています。妊娠や出産によるダメージが一番の原因ですが、最近は出産経験のない若い20代の女性でも、尿もれを起こす人が少なくありません。

その理由は骨盤底筋の構造にあります。

女性の骨盤底筋は横に広く、子宮、卵巣、膀胱、腸を支えていますが、男性は縦長で支えているものは腸と膀胱のみです。しかも**女性は、尿道、膣、肛門といった3つの穴を骨盤底筋が**

下側から見た骨盤底筋

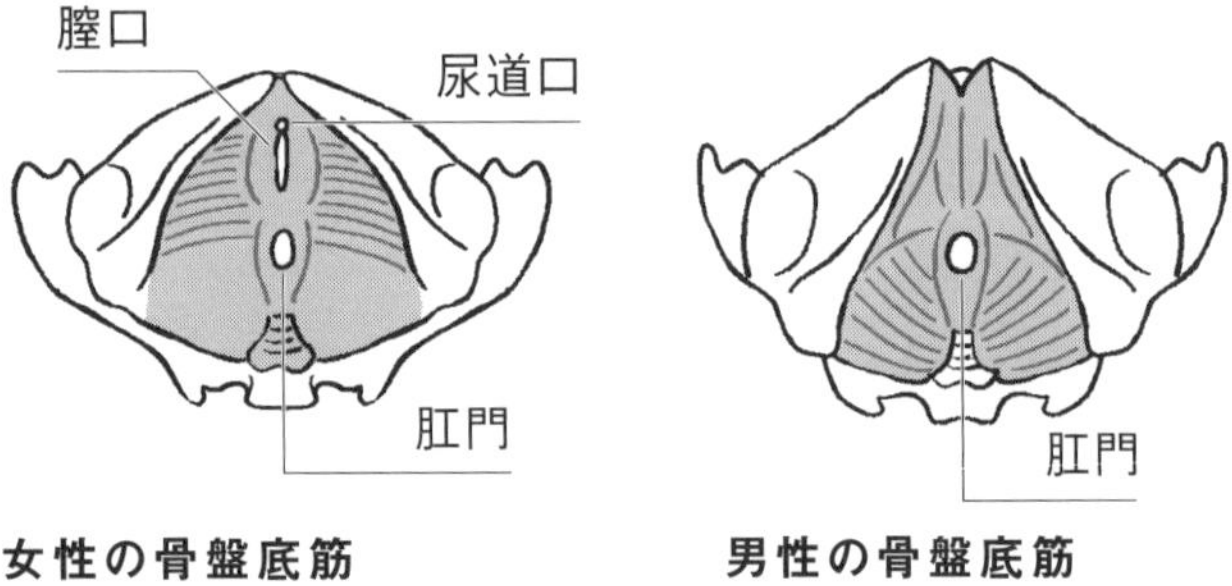

女性の骨盤底筋

- 穴が3つ（尿道・膣・肛門）
- 横に広い
- 支えるものが多い（腸・膀胱・子宮・卵巣）

男性の骨盤底筋

- 穴が1つ（肛門）
- 縦長で狭い
- 支えるものが少ない（腸、膀胱）

引き締めたり緩めたりしていますが、男性は肛門の1カ所だけ。さらに、女性は筋肉量も少なく、男性の筋肉に比べて柔らかくしなやかなので、弱くなりやすく伸びやすいという特徴があります。女性の骨盤底筋が弱りやすいといわれるのは、このような理由からです。

　ちなみに、骨盤底筋を横から見ると3層構造になっています。骨盤内の臓器を保護する「内骨盤筋膜」、骨盤内の臓器を持ち上げて支える「骨盤隔膜」、一番下で尿道や膣を左右から引き締める「尿生殖隔膜」です。薄く細かな筋肉をこうして何層にも重ねることで筋肉の弱まりを防ぎ、繊細な動きを可能にしているのです。

側面から見た骨盤底筋

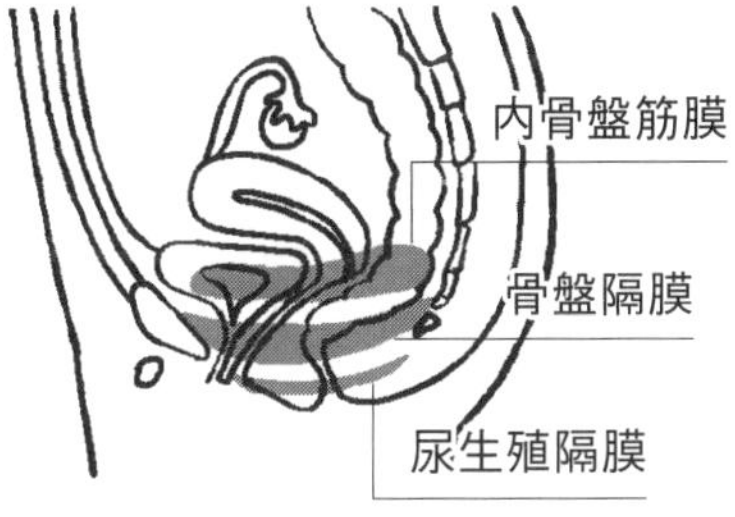

- 「内骨盤筋膜」… 内臓側にあり、骨盤内の臓器の間を埋めて保護する
- 「骨盤隔膜」… 骨盤内の臓器を持ち上げて支える
- 「尿生殖隔膜」… 浅い表面の層で尿道、膣、肛門を締めたり緩めたりする

妊娠と出産は骨盤底筋にダメージを与える

さらに女性は、妊娠をすると、**赤ちゃんの成長を助けるために、骨盤まわりの筋肉を緩めたり、膀胱や尿道の筋肉の緊張を低下させるホルモンが分泌されます。**赤ちゃんが大きくなると腹圧によるダメージも加わり、赤ちゃんの通過に備えて、骨盤臓器を支える機能を最小限にしているため、骨盤底筋の負担はかなりのものとなります。

筋肉の弾力のある若いうちに出産をすれば回復は早いのですが、出産年齢が30代、40代と高齢化している現代では、産後の骨盤底筋ケアは必須といえます。

ホルモンの分泌量の低下と骨盤底筋

また、40歳以降になると女性は更年期を迎えます。女性ホルモンの分泌量が減少するため、それに伴い筋肉量も減っていきます。**50歳前後で閉経を迎え、ホルモンの分泌量が激減すると、さらに筋力は衰えて骨盤底筋は弱り、弾力を失って尿もれ、頻尿**

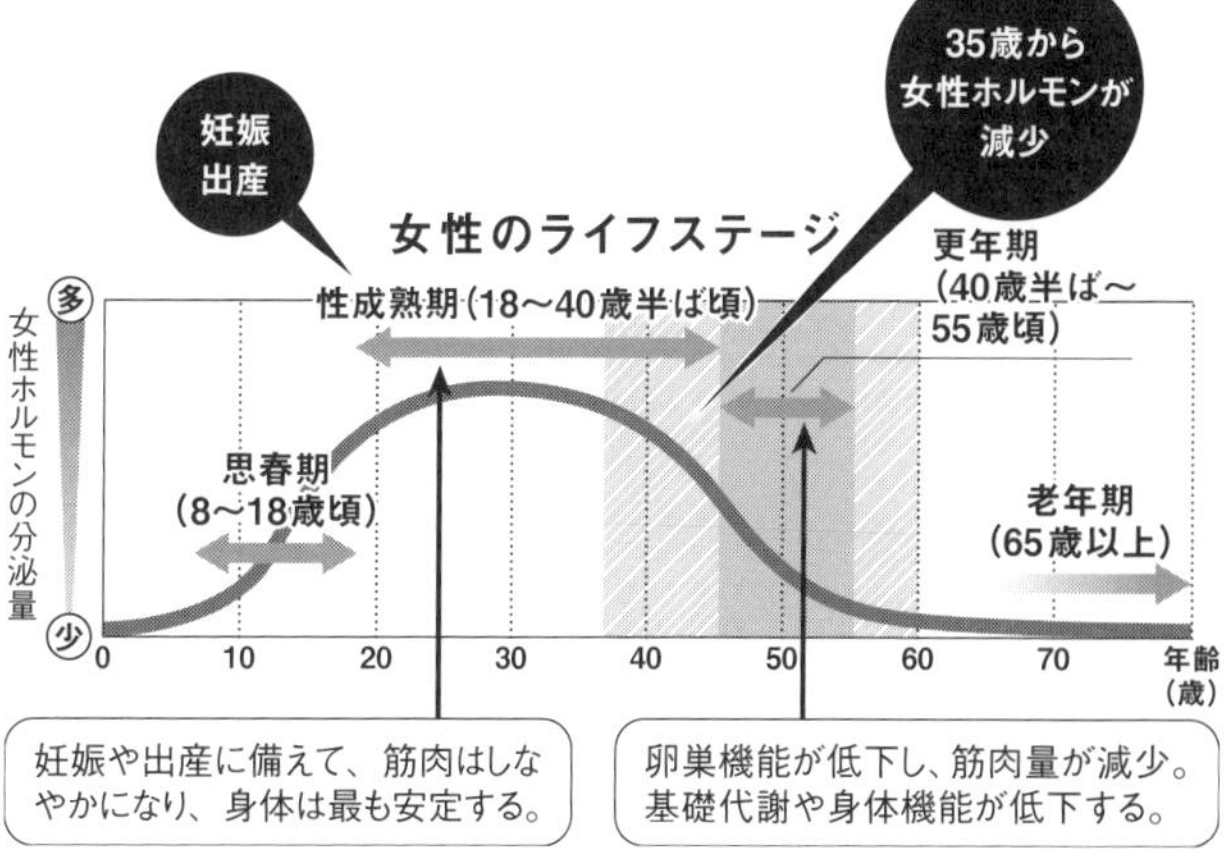
女性のライフステージ
妊娠
出産
35歳から
女性ホルモンが
減少
更年期
(40歳半ば～
55歳頃)
性成熟期(18～40歳半ば頃)
思春期
(8～18歳頃)
老年期
(65歳以上)
多
少
女性ホルモンの分泌量
0
10
20
30
40
50
60
70
年齢
(歳)
妊娠や出産に備えて、筋肉はしなやかになり、身体は最も安定する。
卵巣機能が低下し、筋肉量が減少。基礎代謝や身体機能が低下する。

などの尿トラブルや下腹ぽっこり、肩こり、腰痛などの不調を引き起こしやすくなります。

このように、女性の身体はライフステージに合わせて、骨盤底筋のダメージを受けやすくなっています。個人差はあっても、それはみなさん同じです。それなのに、尿もれや不調に悩まされない人もいます。

健康と美しいスタイルづくりをサポートしている理学療法士の押本理映さんによれば、それは、ライフステージに合わせたケアの違いだといいます。**出産やプレ更年期の30代、40代、更年期や閉経後の50代、60代。その大きな節目のときに、骨盤底筋を鍛えているかどうかで、その先の人生も変わる**のだと――。どうか、ぜひ、骨盤底筋の強化で老いを食い止めてください。

こんな生活習慣が骨盤底筋を弱らせる！

骨盤底筋は動かさなければ加齢とともに衰えていきます。現代社会の便利な生活による運動不足は、骨盤底筋を弱らせる大きな要因の一つ。さらに日常やってしまう何気ない行動や習慣が、弱まりを加速させます。

そこで、日常生活の中で、骨盤底筋に悪い影響を与える行動や習慣をまとめてみました。チェックをしながら、あなたの日常の行動を振り返ってみましょう。

こんな生活習慣は要チェック

- [ ] 姿勢が悪い
- [ ] デスクワークが多く、座りっぱなし
- [ ] 間違った筋トレ、腹筋運動
- [ ] 長時間しゃがんだ姿勢、くしゃみ、せき

姿勢が悪い

腰から背骨がまっすぐ伸びた状態がよい姿勢です。猫背で身体が曲がっているとお腹が押されて不要な腹圧がかかります。腹圧がかかれば骨盤底筋が押し下げられるので、長時間その姿勢を続けていると筋肉が疲労してしまいます。

また、座っているときも、ソファに沈むように腰かけたり、椅子の背もたれによりかかって足を投げ出したりしていると、過度な腹圧がかかって骨盤底筋を弱めてしまいます。**P66の「正しい座り方」を参考にして腹圧をかけない座り方を意識しましょう。**足を組む姿勢も骨盤をゆがめてしまうのでNGです。

デスクワークが多く、座りっぱなし

椅子に座っている姿勢は、上半身の体重が骨盤底筋にのしかかっている状態です。その姿勢のまま長時間動かないでいると、血流が滞り、老廃物が溜まって身体の機能が低下し、筋肉もダメージを受けます。**長時間座ることが多い人は、ときどき休憩を入れて身体を動かしましょう。P74の「座りながら股関節ストレッチ」を行うのもおすすめです。**

□間違った筋トレ、腹筋運動

下腹ぽっこりを解消しようと、腹筋運動を行っている人も多いと思いますが、腹筋運動も、腹圧のかけ方が間違っていると、骨盤底筋に負担をかけてしまうことがあります。

では、骨盤底筋に負担をかけない正しい腹圧はどうすればいいのでしょうか？

わかりやすい例でいえば、ウエストを測るとき、見栄を張るためにお腹に力を入れてへこますことがあります。この腹圧のかけ方は間違いです。正しくは、**腹式呼吸でお腹を膨らませ、その状態で腹筋に力を入れます。**さらに身体を曲げるとき、膣やおしりに力を入れた状態でゆっくり息を吐き出せば、負担をかけずに腹部を強化することができます。ポイントは正しく腹圧をかけてゆっくり行うこと。バーベルやダンベルなど、お腹に力を入れて重いものを持ち上げる場合も同様です。

長時間しゃがんだ姿勢、くしゃみ、せき

ガーデニングや草むしりなど、しゃがんだ姿勢も、腹圧をかけることになります。短時間なら問題ありませんが、長時間しゃがんで過度に腹圧をかけ続けると、骨盤底筋の衰えを早めることに。方法としては、一気に終わらせるのではなく、毎日短時間ずつ行ったり、**しゃがむときは、腹式呼吸でお腹を膨らませて腹圧をかけ、膣やおしりに力を入れた状態でゆっくり息を吐きながらしゃがむ**など、身体や骨盤底筋への負担を少なくすることを心がけましょう。

また、くしゃみやせきも、瞬間的に高い腹圧をかける要因です。くしゃみやせきが出そうになったら正しい腹圧でダメージを防いでください。常に骨盤底筋をいたわる行動が、健康を守ることに繋がります。

関連する筋肉に着目した骨盤底筋エクササイズ

骨盤底筋は鍛えれば強くなる筋肉です。トレーニングをすれば弾力が増し、たるんだ状態から支える筋肉に戻すことができます。

それならすぐに鍛えて元気にしたいところですが、骨盤底筋は身体の奥にあり、複雑な3層構造のインナーマッスルのため、筋肉群を直接動かして鍛えることはできません。

そこで考案したのが、**骨盤底筋と連動する筋肉を動かして鍛える「骨盤底筋エクササイズ」**です。

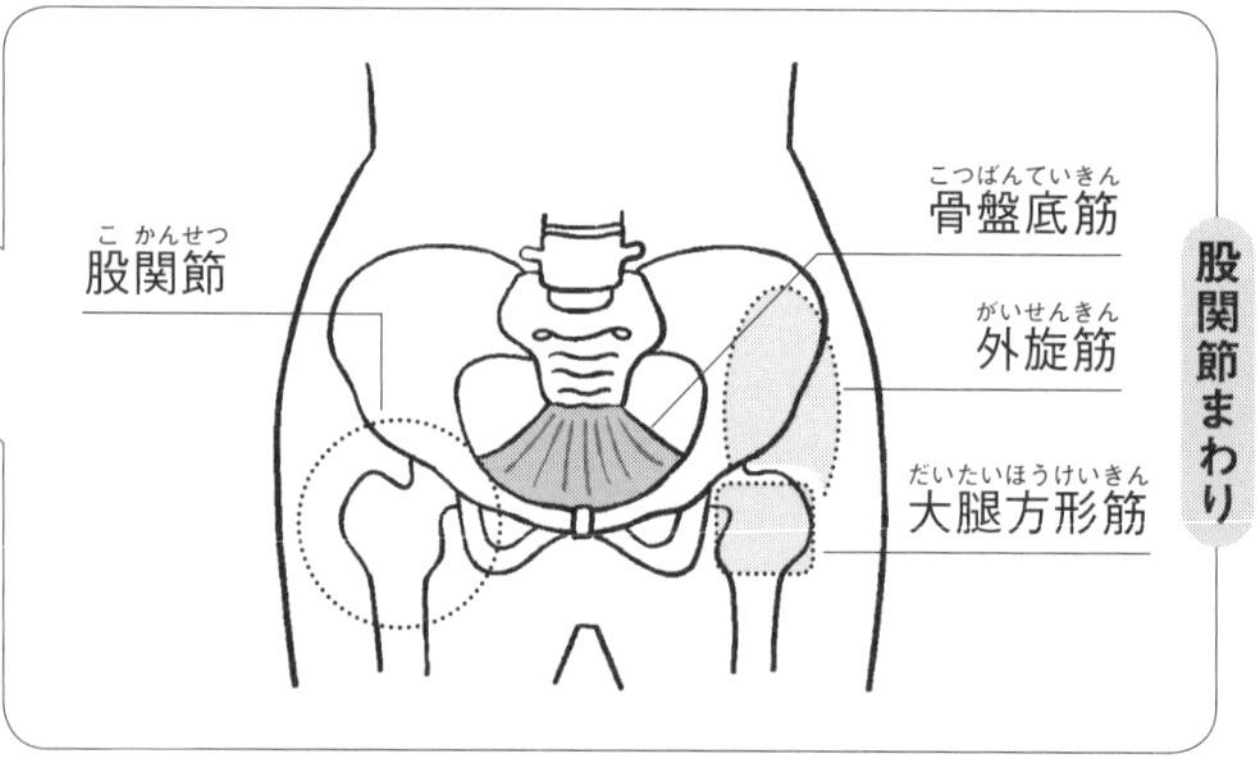
股関節まわり
股関節《こかんせつ》
骨盤底筋《こつばんていきん》
外旋筋《がいせんきん》
大腿方形筋《だいたいほうけいきん》

骨盤底筋と繋がる筋肉

（骨盤底筋は、連動する筋肉を動かすことで鍛えることができます。）

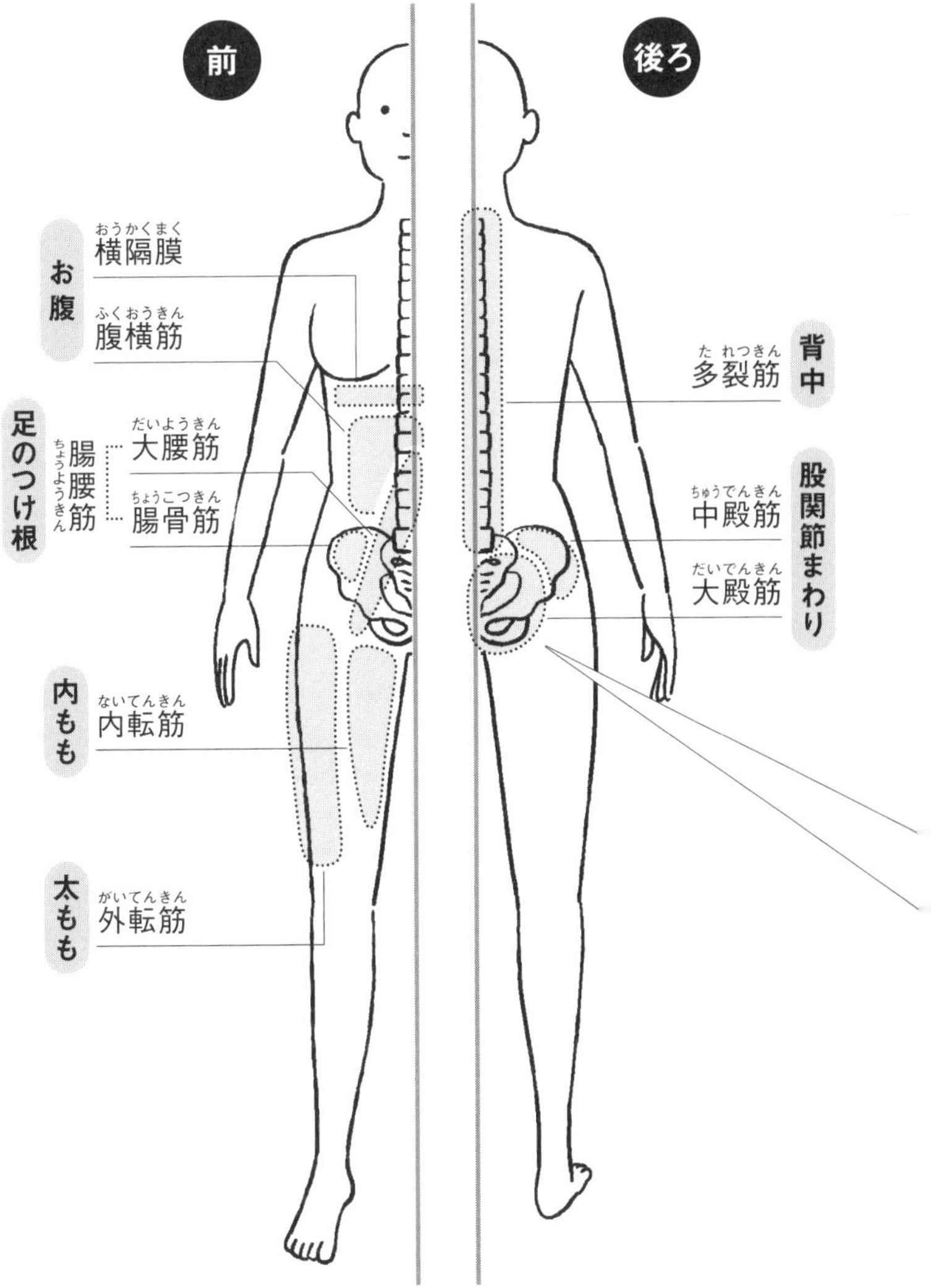
前
後ろ
お腹
横隔膜《おうかくまく》
腹横筋《ふくおうきん》
足のつけ根
腸腰筋《ちょうようきん》
大腰筋《だいようきん》
腸骨筋《ちょうこつきん》
内もも
内転筋《ないてんきん》
太もも
外転筋《がいてんきん》
背中
多裂筋《たれつきん》
股関節まわり
中殿筋《ちゅうでんきん》
大殿筋《だいでんきん》

骨盤底筋と連動する筋肉は、呼吸で繋がる「横隔膜」「腹横筋」「多裂筋」のインナーユニットと、股関節を動かすことで骨盤底筋に働きかける「内転筋」「大殿筋」「腸腰筋」「大腿方形筋」などです。（P56～57イラスト参照）

長年、骨盤底筋の研究をしてきた中でこれらの筋肉の動きに着目し、効果的に動かすためのポーズを考え、実証を重ねたエクササイズです。

2週間続ければ、うれしい効果が！

骨盤底筋エクササイズは全部で9種あります。**基本の腹式呼吸と股関節のストレッチで身体をほぐしたら、骨盤底筋エクササイズから1～2種を選び、毎日1～2回行ってください。**時間にしたら、わずか5分程度。しかも、寝ながら行うか、座って行うかの簡単なポーズばかりなので、運動が苦手な人や年齢の高い人でも、安心して行えます。

注意するのは2点だけ。**「正しい姿勢で行うこと」**と**「ゆっくり行うこと」**です。

ゆがんだ姿勢で行えば、入れるべきところに力が入らず、逆に骨盤底筋に負担をかけてしまう恐れがあります。姿勢は常に確認してください。そして、一つ一つの動作をゆっくり丁寧に行います。数をこなすより、ゆっくり動かすことで、より筋肉を刺激することができます。ポーズ中も呼吸は止めずに、ゆっくり身体を動かしましょう。正しい動きで2週間続けたら、症状が和らいだり痛みが改善したり、うれしい効果が待っているはずです。

そして最後に、もう一つお願いがあります。

骨盤底筋は鍛えることはできますが、貯金ができない筋肉です。続けている間は効果が得られますが、やめてしまうとすぐに衰え始めます。

忙しいときは「腹式呼吸」だけでもOKです。忘れた日があっても、次の日に行えば大丈夫です。できるだけ、**習慣化して生活の一部にしてください。**そうすれば、不調にも、尿もれにも悩まされない毎日が必ず待っています。

骨盤底筋エクササイズ
体験談
1

たった1週間で下半身がスッキリして困っていた冷えも解消！

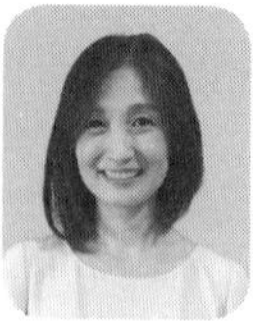

三浦弘江 さん
（50歳・主婦）

1週間で悩みが解消！

ウエスト：69cm▶3.5cm減
下腹：85cm▶3cm減
ヒップ：89cm▶2cm減
冷え⇒解消

実施したエクササイズ

基本

坐骨を意識して座る（日常）
腹式呼吸（1日2回／毎日）
股関節ストレッチ（1日2回／毎日）

エクササイズ

01 基本のポーズ（1日2回／毎日）
02 おしり上げ（1日2回 ／毎日）
03 片足伸ばしおしり上げ（1日2回／毎日）
04 タオル挟みでおしり上げ（1日2回／毎日）

こんな短期間で効果が現れるとは……
最高のエクササイズに出合えました

体型が年々崩れて、とても気になっていました。娘とほぼ同じ体重なのに、脂肪のつき方が全く違います。更年期に差しかかり、ホルモンバランスの乱れも実感していました。なんとかしたいと思ってはいましたが、短期間で結果が出るものでないと続かない性格なので……。そんなとき、骨盤底筋エクササイズをすすめられました。

始めた頃は、おしりが軽く筋肉痛になりましたが、2日ほどで痛みもなくなり、その後は逆に簡単過ぎて効果を疑うほどでした。でも、1週間ほど経ったとき「腰まわりがスッキリしたね」と友人に言われサイズを測ってみると、**ウエストや下腹、ヒップがサイズダウン**していました。たった1週間で、です！

しかも、ひどい冷え性だったのですが、**エクササイズをしてからは、手足が冷たいと感じたことがありません。**これまで、たくさんのダイエットにチャレンジしては挫折の繰り返しでしたが、このエクササイズだけは続けられそうです。

骨盤底筋エクササイズ
体験談
2

産後の尿もれと肩こり、腰痛が2週間で解消！下腹も3cmダウン！

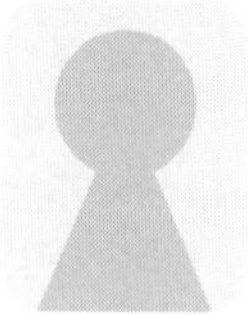

相澤祐美さん
（30歳・主婦）

2週間で悩みが解消！

尿もれ▶改善
肩こり・腰痛・膝痛▶改善
下腹 89cm▶3cm減
ウエスト・ヒップ▶2cm減

実施したエクササイズ

基本

腹式呼吸（1日2回／毎日）
股関節ストレッチ（1日2回／毎日）

エクササイズ

01 基本のポーズ（1日2回／毎日）
03 片足伸ばしおしり上げ（1日2回／毎日）
07 おしり歩き（1日2回／休日のみ）

骨盤底筋を意識するようになったら抱っこしても腰や膝が痛まなくなった

今年、帝王切開で子どもを出産してから、尿もれと下腹ぽっこりが気になっていました。さらに、育児の影響か、肩こりや腰痛、膝痛もあり、なんとかしたいとは思っていましたが、子育てに追われて諦めていました。そんなとき、友人に骨盤底筋エクササイズのことを聞き、「1回5分でできるなら！」とさっそく毎日2回始めてみることに。すると、**2週間でひと皮むけたようにお腹のまわりが小さくなり、下腹が3㎝もダウンしたんです！** さらに尿もれも改善されて、その効果にびっくり。普段から骨盤底筋を意識するようになって、姿勢もよくなったように思えます。そのうえ**子どもを抱っこするとき、骨盤底筋に力を入れるようにしていたら、肩こりや腰痛、膝痛が気にならなくなりました。**子どもが生まれる前は、ヒールの高い靴を履いていたので反り腰ぎみだったのですが、それも治って余計に腰や膝への負担が減ったのだと思います。たった2週間で、こんなにいろいろな症状が改善され、中でもお腹まわりのサイズダウンが超うれしくて、これからも絶対続けます！

Column 2

ブルブルの振動刺激で筋力がアップする!?

私は、広島大学で「振動が身体に与える効果」についての研究をしているのですが、振動で骨盤底筋を鍛えられることがわかりました。身体に振動を与えると、筋肉が伸びたと錯覚して縮めようと働きます。結果、筋肉が収縮して鍛えられるのです。最近では、台に乗ったり、お腹に巻いたりして、身体にブルブルと振動を与える筋トレマシーンが増えていますが、それらは、この振動と筋肉の原理を応用したものです。実際、運動のみを行った場合より、運動に振動刺激をプラスした方が筋力は上がることも実証されており、欧米ではすでにアスリートの筋力トレーニングをはじめ、尿失禁の改善にも応用されています。

欧米における振動トレーニングの臨床応用

- アスリートにおける筋力トレーニング
- 膝・じん帯障害での筋力増強
- 閉経後の骨粗しょう症
- 高齢者におけるバランス改善・転倒予防
- 神経・筋疾患（パーキンソン病・脳卒中・脳性麻痺）
- 肥満（ホルモン効果）
- 代謝疾患（糖尿病）
- **尿失禁（泌尿器系筋力増強）** ここに注目

Part 3

実践！骨盤底筋を鍛えるエクササイズ

インナーマッスルを刺激！

ステップ1　基本1「正しい座り方」、基本2「腹式呼吸」

▼

筋肉や関節をほぐす！

ステップ2　基本3「股関節ストレッチ」（1~2種）

▼

骨盤底筋を鍛える！

ステップ3　「骨盤底筋エクササイズ」（1~2種）

- 1日1回以上
- 好きな時間に行う
- まずは2週間続ける
- 姿勢はこまめにチェック
- 痛みがあるときは中止する

＊正しい姿勢で行いましょう。姿勢が間違っていると正しい効果が出ないことがあります。

「骨盤底筋を鍛えるエクササイズ」
を始める前に

基本1 正しい座り方をマスターしましょう

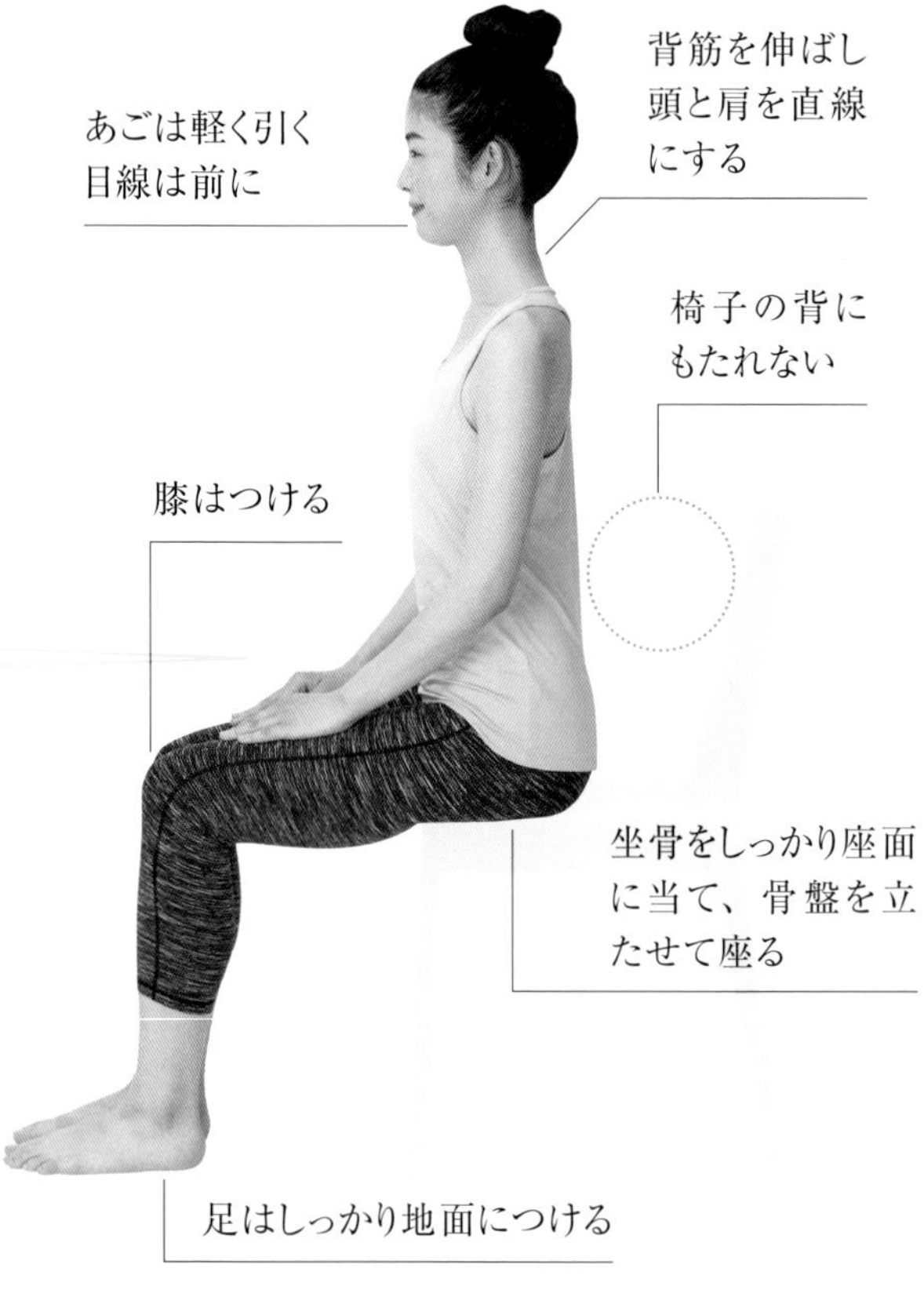
あごは軽く引く
目線は前に
背筋を伸ばし
頭と肩を直線
にする
椅子の背に
もたれない
膝はつける
坐骨をしっかり座面
に当て、骨盤を立
たせて座る
足はしっかり地面につける

骨盤を立たせて座るとは……

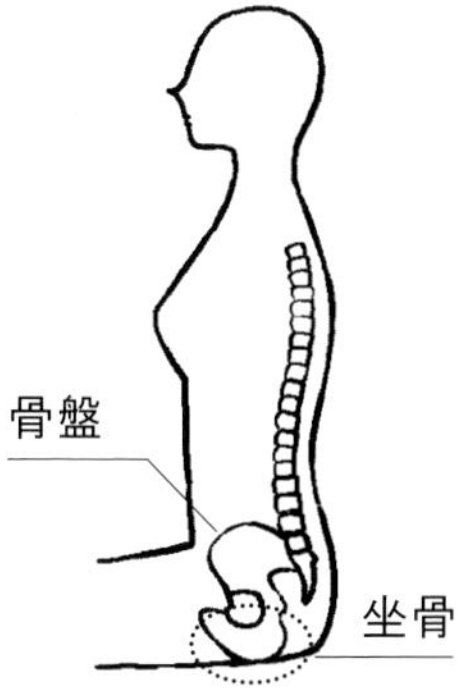

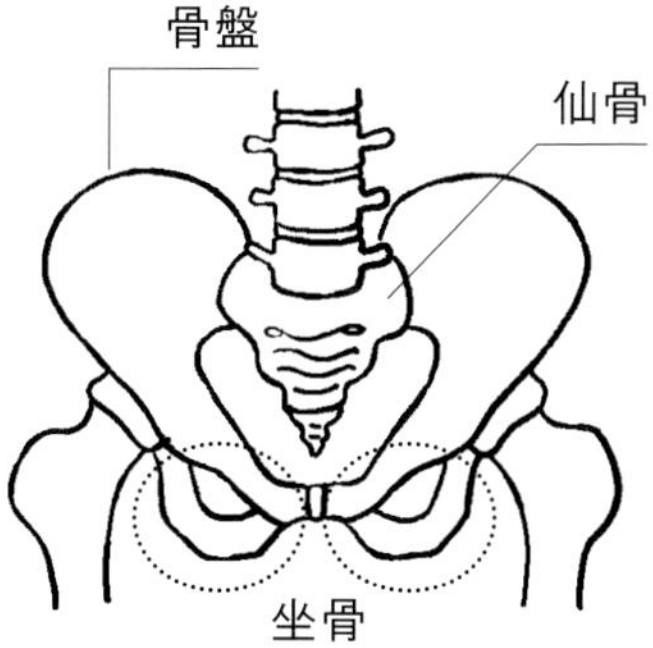

椅子に座ったとき座面に坐骨がしっかり当たっていれば、それが「骨盤が立った状態」です。普段からその姿勢を意識しましょう。

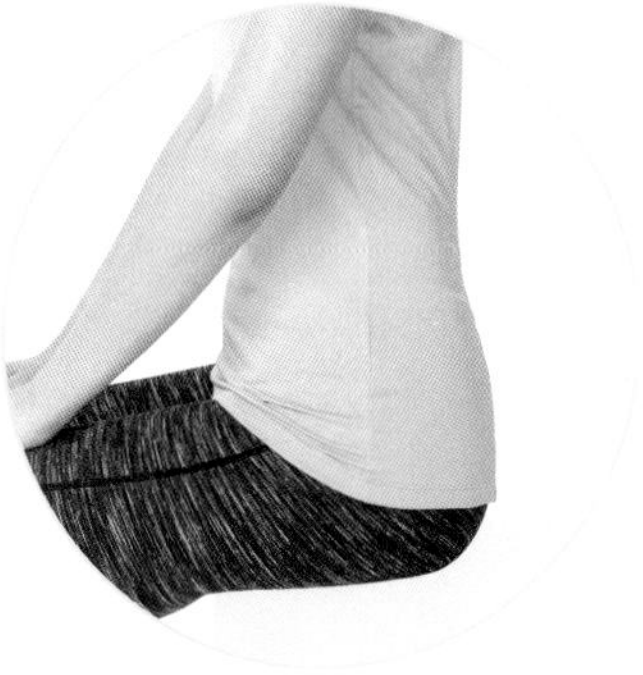

Point

座面に坐骨が当たる感覚がわからないときは、座った姿勢で上半身を前後に傾けてみましょう。坐骨がしっかり当たるポイントがわかるはずです。

間違った座り方は
骨盤底筋を衰えさせます！

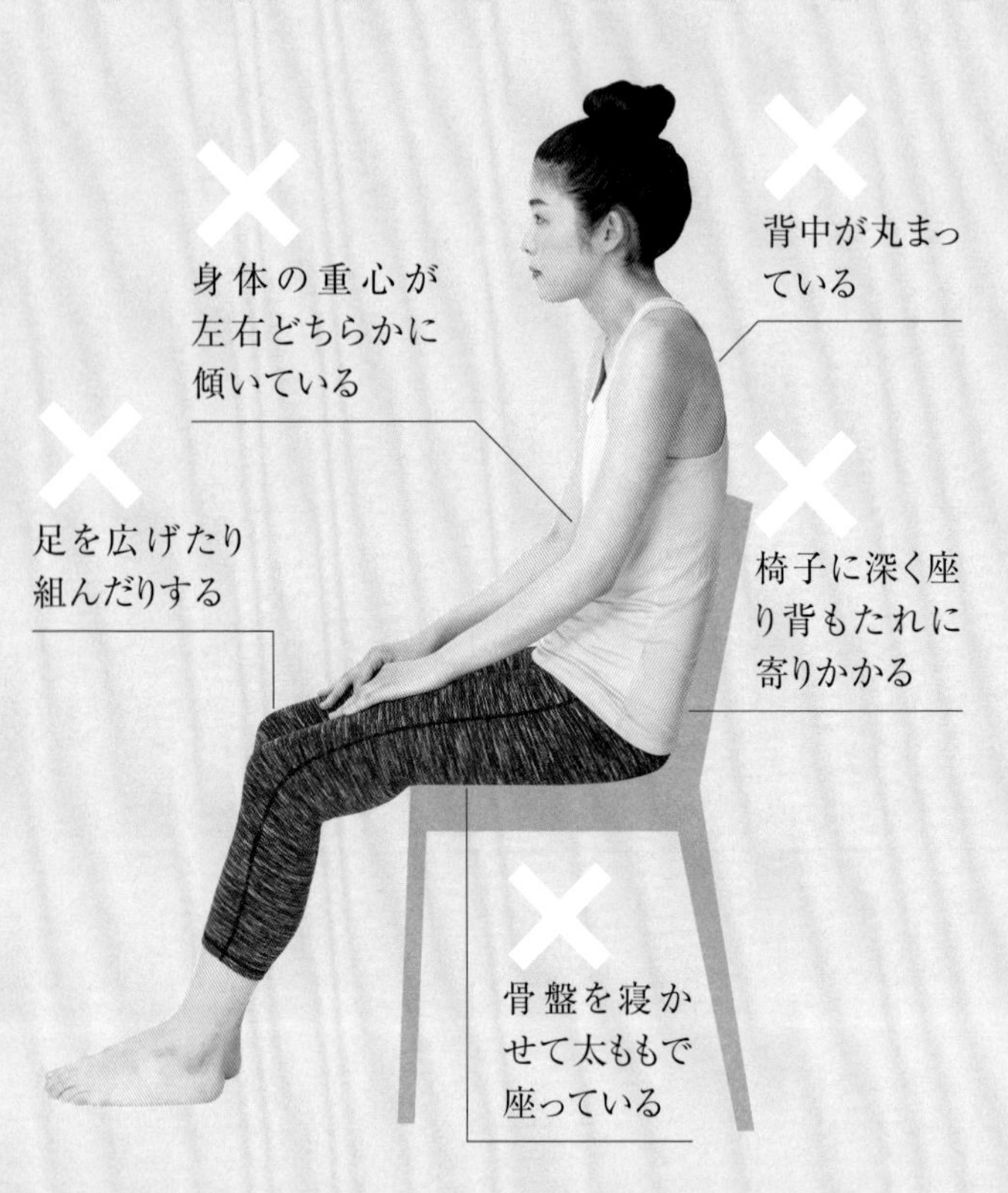
身体の重心が
左右どちらかに
傾いている
背中が丸まっ
ている
足を広げたり
組んだりする
椅子に深く座
り背もたれに
寄りかかる
骨盤を寝か
せて太ももで
座っている

骨盤を寝かせた姿勢は不調とスタイルの崩れを招く

坐骨を寝かせた状態で長時間椅子に座ると、過度な腹圧による骨盤底筋の低下はもちろん、腹筋や背筋が衰えて猫背になったり、太もも裏の筋肉が短縮するなど、身体に悪影響を及ぼします。

「骨盤底筋を鍛えるエクササイズ」
を始める前に

基本2 腹式呼吸をしましょう

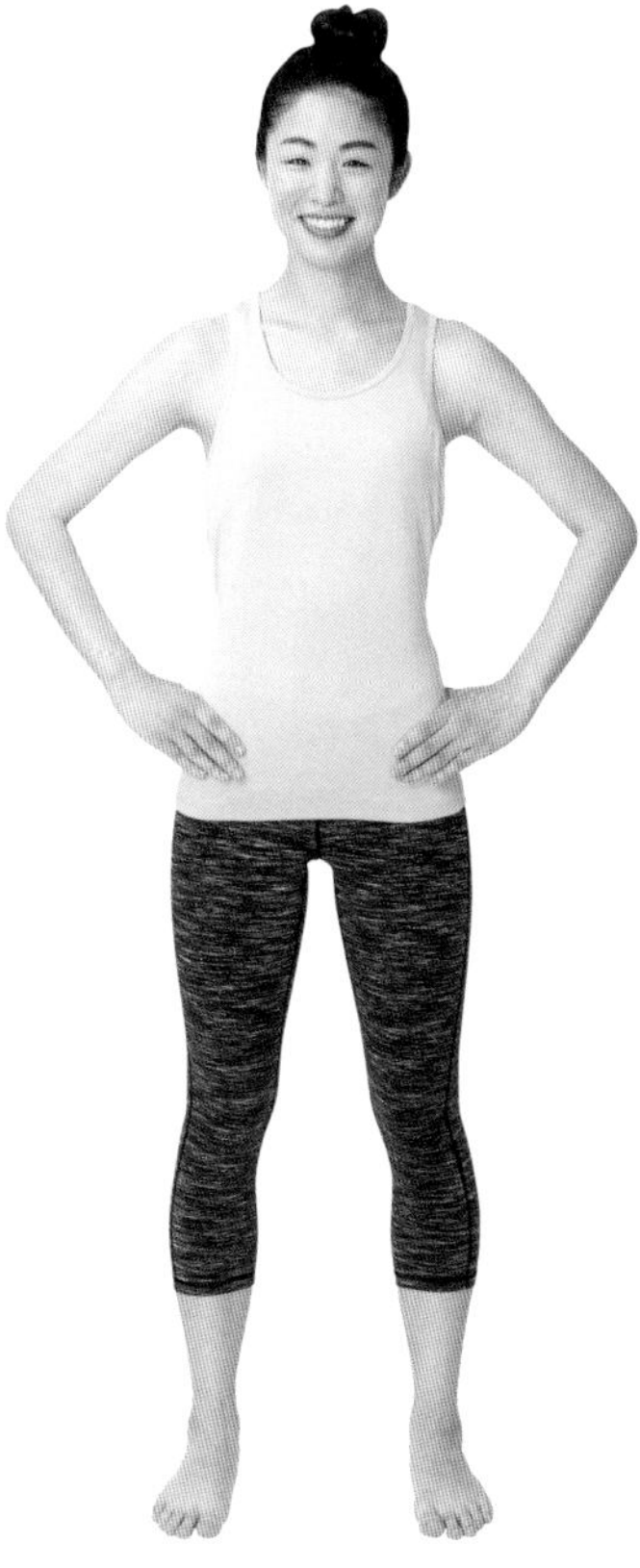

腹式呼吸で骨盤底筋を刺激！

腹式呼吸で横隔膜や腹横筋、骨盤底筋などのインナーマッスルを鍛えることができます。「座って行う」方法と「寝ながら行う」方法がありますが、好きな方法で行ってください。

腹式呼吸のメリット

1 骨盤底筋が鍛えられる

2 腹横筋が鍛えられて腰痛が改善

3 いつでも、どこでも行える

座りながら腹式呼吸

深い呼吸で骨盤底筋を動かします。
座ったまま行えるので、移動中や仕事の合間でも鍛えられます。

1 椅子に正しく座り（P66参照）、鼻からゆっくり息を吸う。

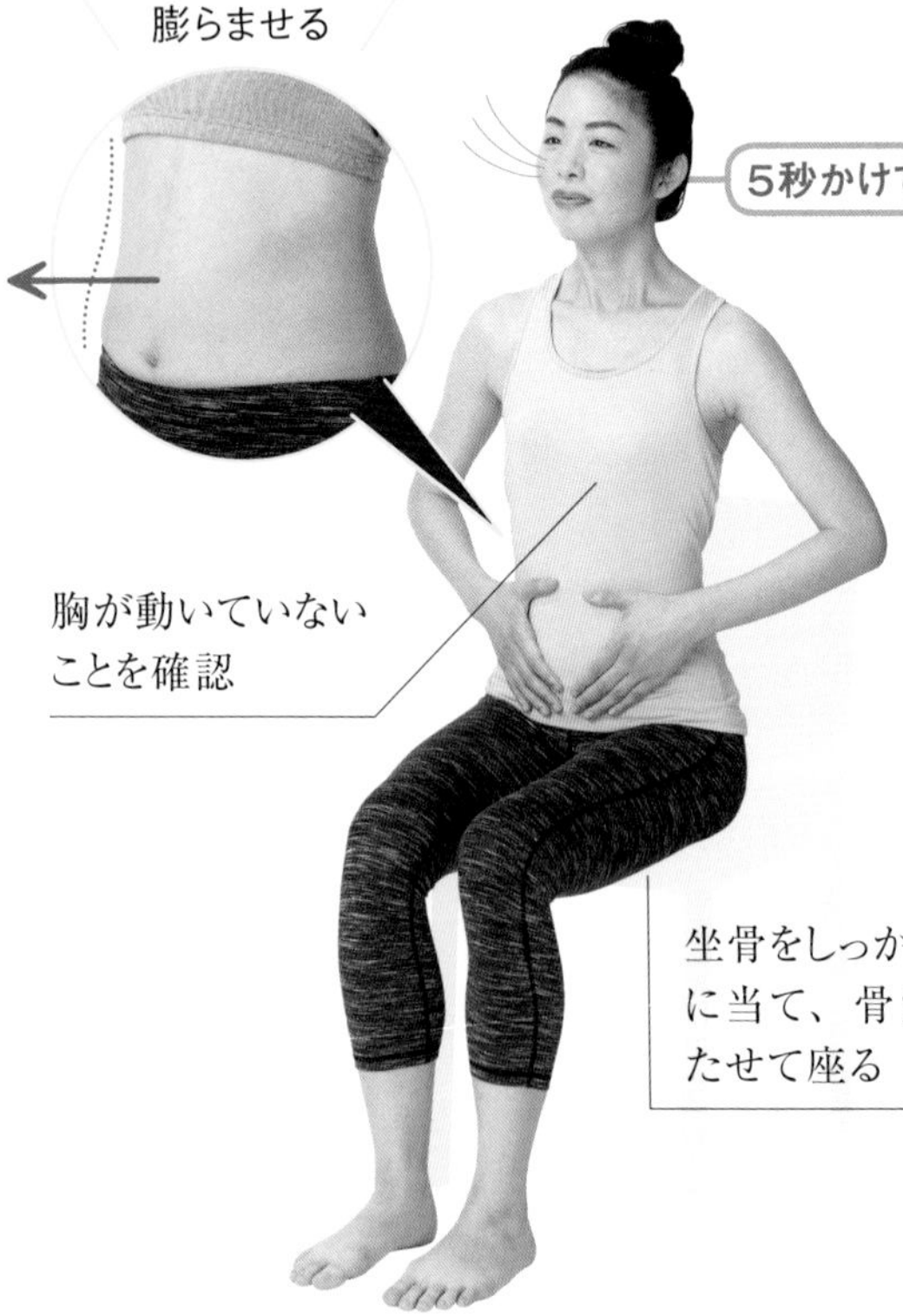
お腹を大きく膨らませる
5秒かけて鼻から息を吸う
胸が動いていないことを確認
坐骨をしっかり座面に当て、骨盤を立たせて座る

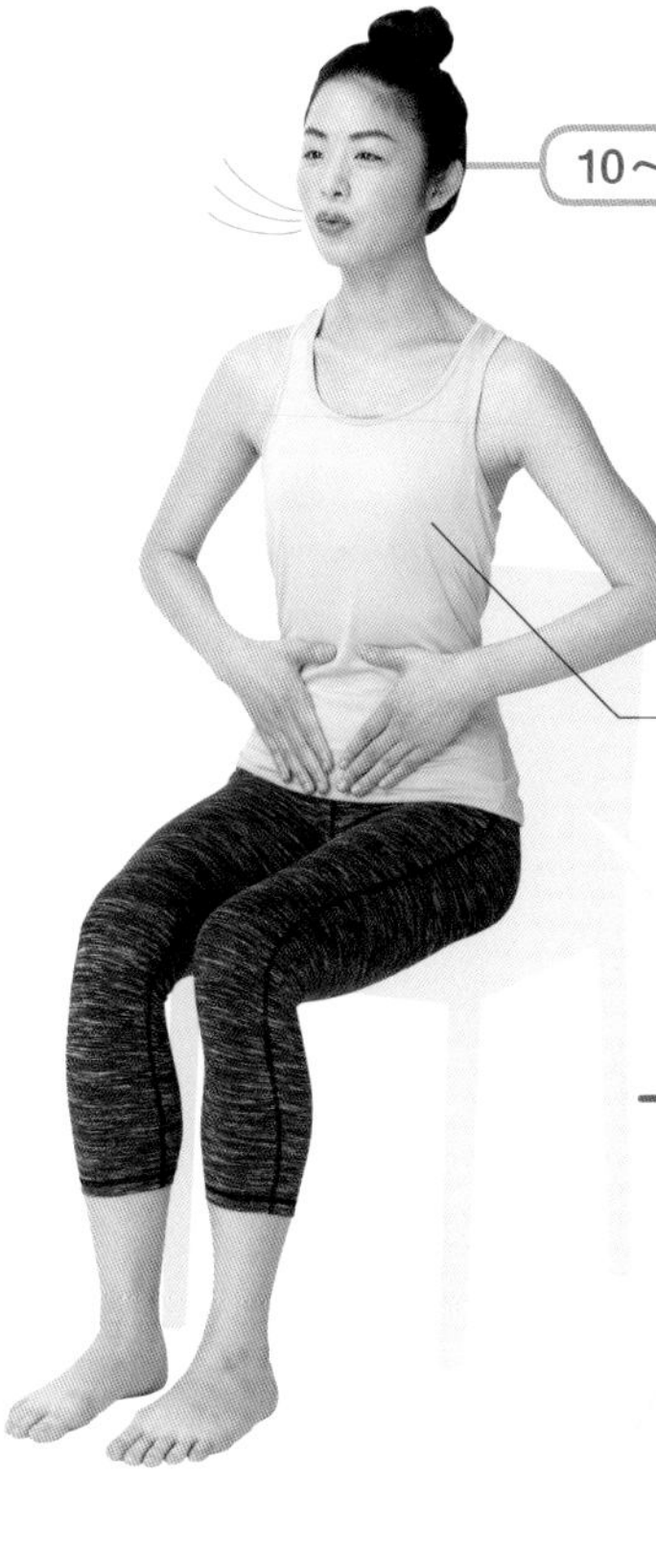
10～15秒かけて口から息を吐く
胸が動いていない
ことを確認

2 下腹のへこみを意識しながら口からゆっくり息を吐く。

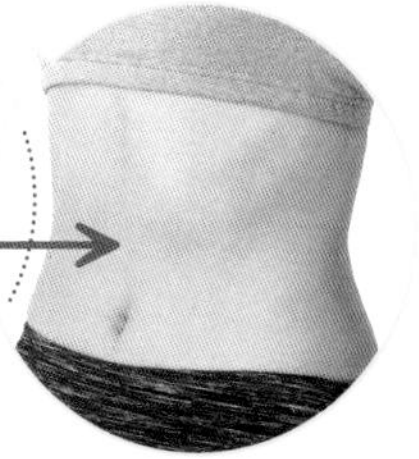

下腹がへこんで
いくのを確認

1～2を3セット

Point

下腹に手を当てて行う

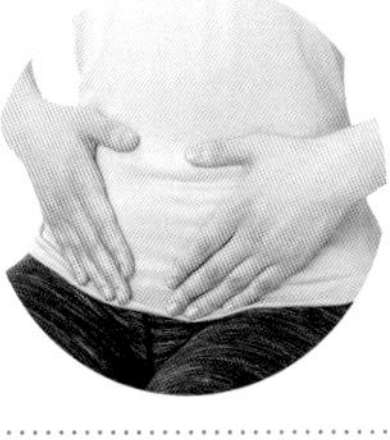

腹式呼吸をするときは、下腹に両手を当て意識を下腹に集中して行うと、お腹の膨らみやへこみがわかりやすくなります。ただし手でお腹を押すのはNG。

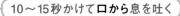

寝ながら腹式呼吸

就寝前や朝目覚めたときに行える腹式呼吸。
ほかの場所に負担がかからず
インナーマッスルだけ刺激できます。

1 仰向けに寝て膝を曲げて
鼻からゆっくり息を吸う。

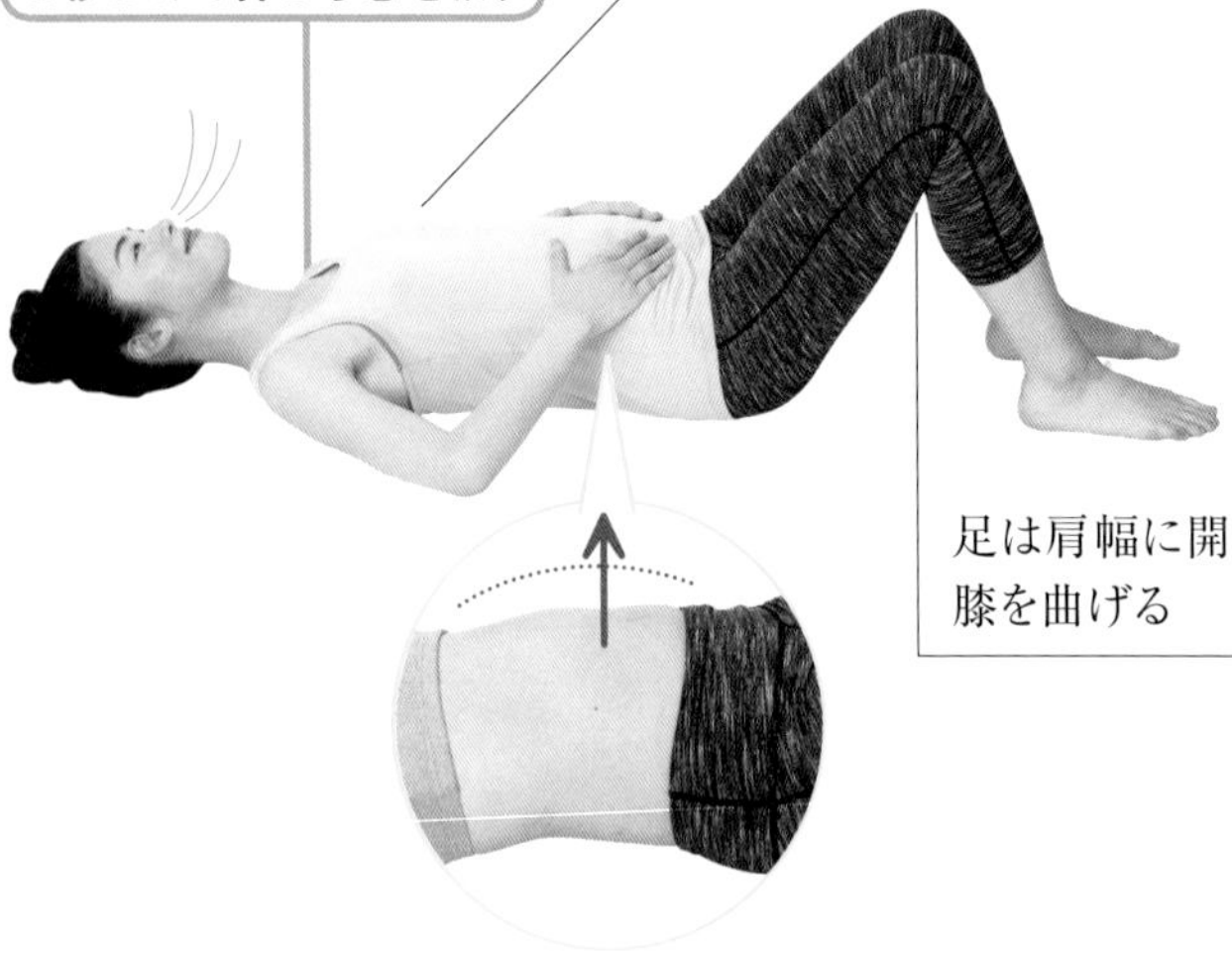

胸が動いていない
ことを確認
5秒かけて鼻から息を吸う
足は肩幅に開き
膝を曲げる
お腹を大きく
膨らませる

2 下腹のへこみを意識しながら口からゆっくり息を吐く。

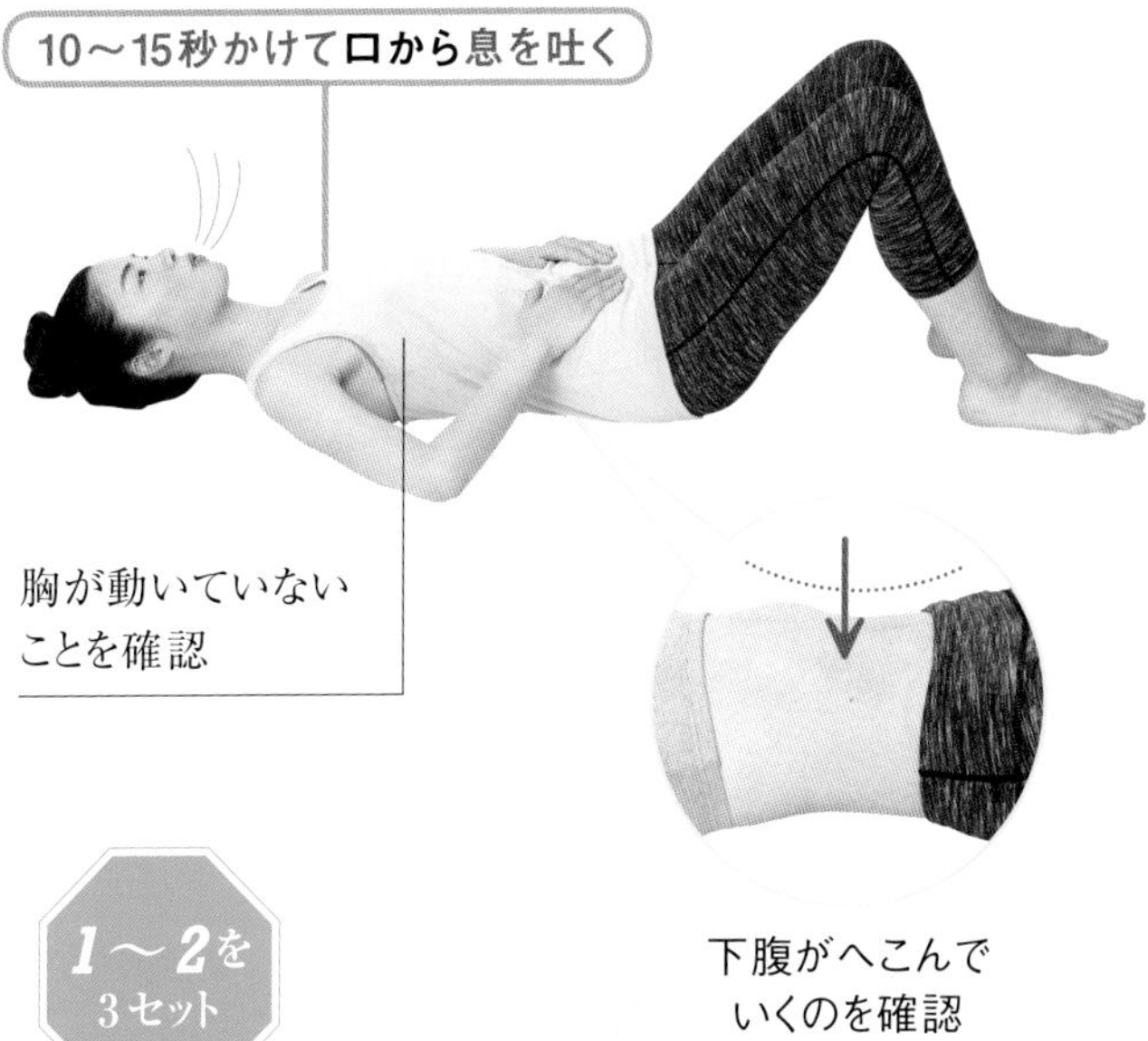
10～15秒かけて**口から**息を吐く
胸が動いていないことを確認
下腹がへこんでいくのを確認

1～2を3セット

Point

腹式呼吸はゆっくり行う

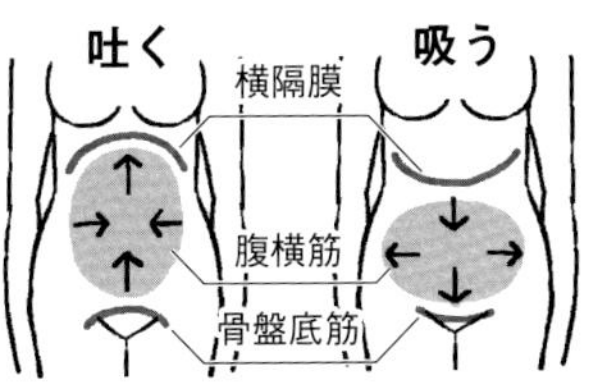
吐く
吸う
横隔膜
腹横筋
骨盤底筋

腹式呼吸で息を吸うと、横隔膜が下がり、腹横筋が押し出されて連動する骨盤底筋が下がります。息を吐くと、横隔膜と一緒に骨盤底筋が上がります。ゆっくり呼吸を行うと、より効果的です。

＼「骨盤底筋を鍛えるエクササイズ」を始める前に／

基本3

股関節のストレッチをしましょう

座りながら股関節ストレッチ①

股関節を動かし、柔らかくすることで、
カチカチに固まった筋肉をほぐしましょう。

1 椅子に正しく座り（P66参照）、左足の膝を曲げる。息を吐きながら、膝を胸に近づけて10秒キープ。

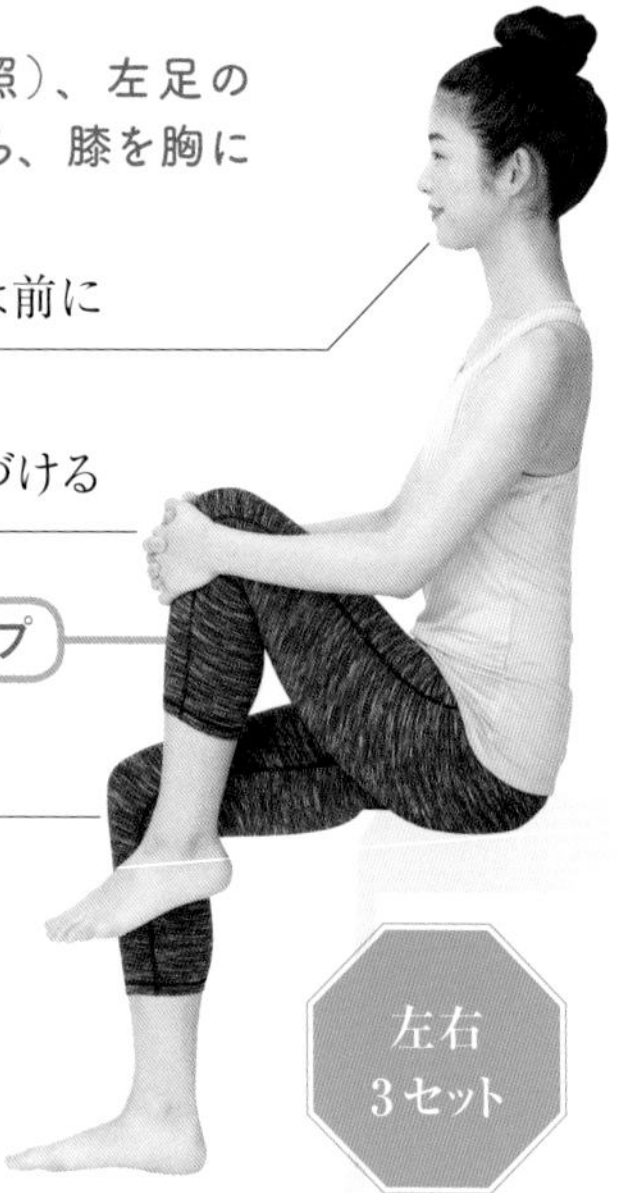
目線は前に
背中を丸めず、膝を胸に近づける
10秒キープ
骨盤を立たせて座る

2 息を吸いながら足を戻し、反対側の足も同様に行う。

左右3セット

座りながら股関節ストレッチ②

股関節を緩めることで、骨盤の動きをよくします。
また、骨盤底筋に連動する内転筋群も刺激できます。

1 椅子に正しく座り（P66参照）左の足を右の太ももにのせて10秒キープ。

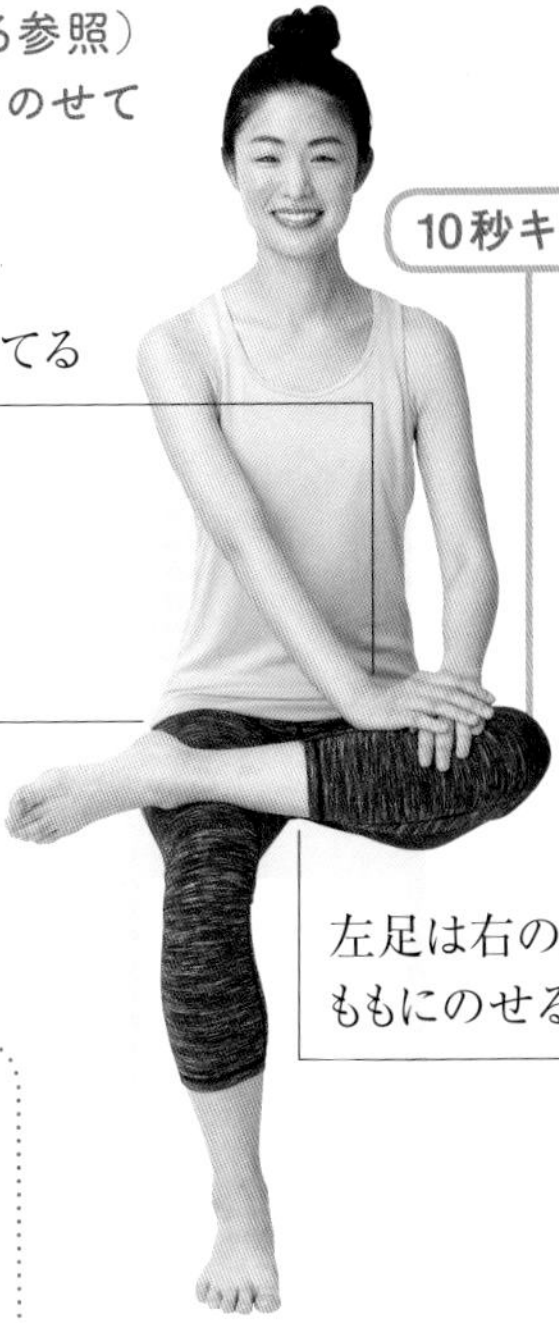
10秒キープ
軽く手を当てる
骨盤を立たせて座る
股関節を意識して広げる
左足は右の太ももにのせる

Point

ゆっくり無理せず

呼吸を止めずゆっくり行うこと。痛みがあるときは、無理をせず中止してください。

2 反対側の足も同様に行う。

左右
3セット

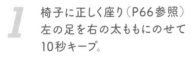

寝ながら股関節ストレッチ

股関節のストレッチは寝ながら行えばもっと簡単です。
安全でラクにストレッチができます。

1 仰向けになり左足の膝を曲げて、両手で膝下を抱える。ゆっくり息を吐きながら胸に近づけて10秒キープ。

左右
3セット

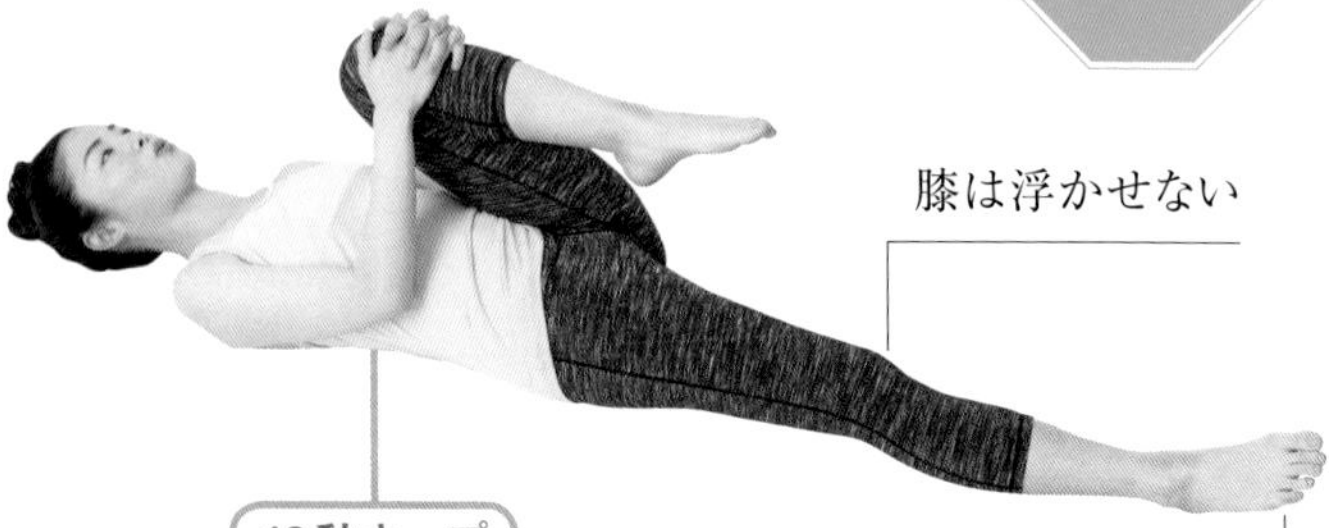

膝は浮かせない

10秒キープ

つま先は外に向けない

2 息を吸いながらゆっくり手足を戻し、反対の足も同様に行う。

Point

股関節の曲げ伸ばしで骨盤底筋が伸び縮みする

膝を曲げると下腹に力が入れやすくなります。また、股関節が曲がることで、おしりや腰、足の付け根、そしてそれらと連動する骨盤底筋が刺激されます。股関節を曲げると骨盤底筋は伸び、股関節を伸ばすと骨盤底筋は縮むと覚えておきましょう。

座りながら股関節ストレッチ

股関節を開くストレッチです。ラクにできたら、
ステップアップしてあぐらの姿勢で行いましょう。

1 左右の足をともに右側に曲げ背筋を伸ばして床に座る。

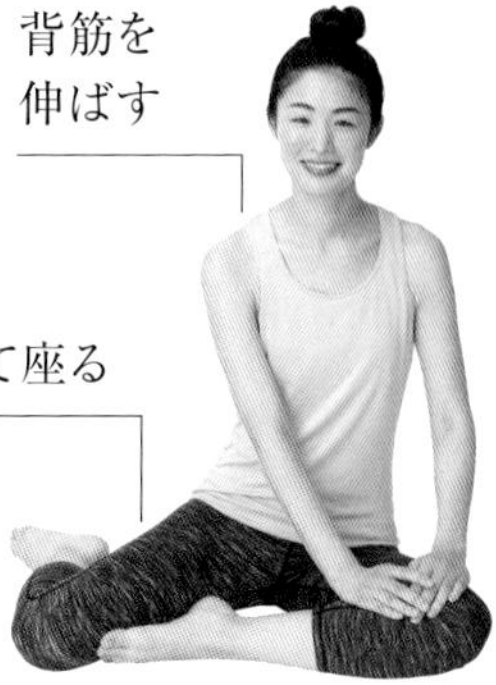

背筋を伸ばす
骨盤を立てて座る

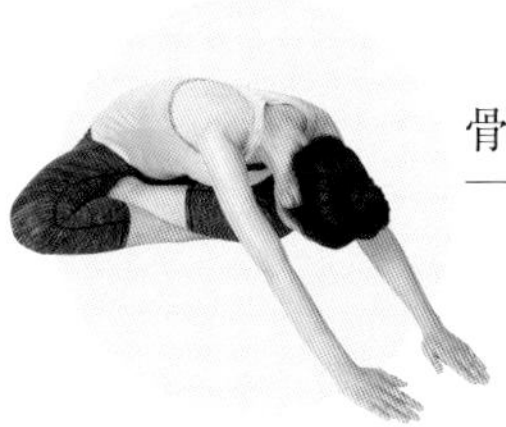

あぐらの姿勢で行ってもOK

2 左足の膝に胸が当たるように息を吐きながらゆっくり身体を折り曲げて、10秒キープ。息を吸いながら ***1*** に戻す。

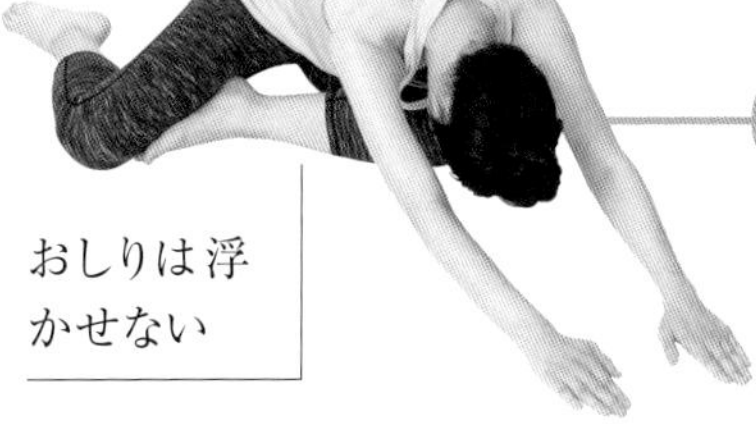

背筋を伸ばす
10秒キープ
おしりは浮かせない

1〜3 を
3セット

3 折り曲げる足を逆にして ***1*** 〜 ***2*** を同様に行う。

骨盤底筋を鍛える
エクササイズを
行いましょう

骨盤底筋
エクササイズ
01

基本のポーズ

下腹や骨盤底筋を意識して、力を入れてみましょう。
それだけでも、鍛えることができます。

1 手足を伸ばして
仰向けに寝る。

全身をリラックスさせる

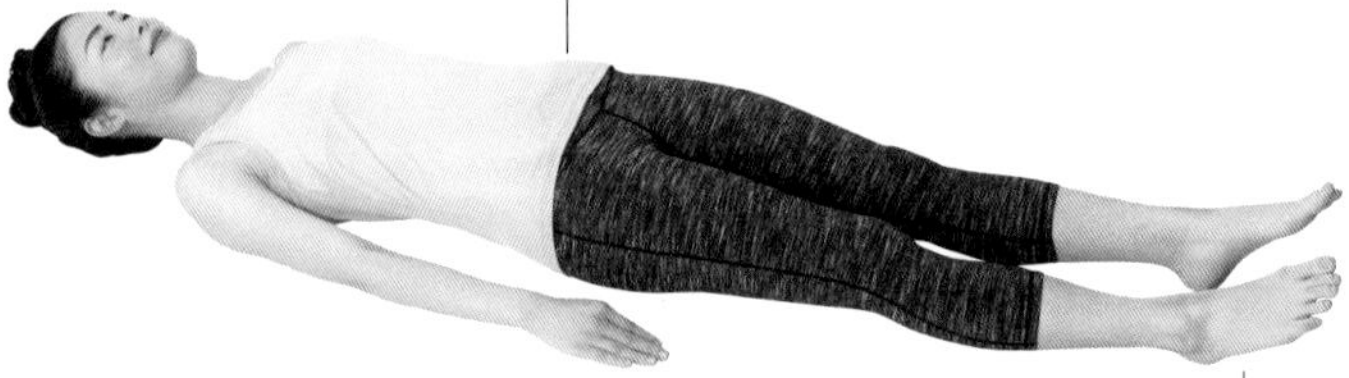

肩幅より少し狭いくらいに足を開く

エクササイズを行うときの注意点

※ポーズには難易度を示す★があります。簡単なものは星が1つで、難しくなるほど星の数は増えていきます。
※目安の時間や回数ができなくても大丈夫です。毎日続ければクリアできるようになるでしょう。
※エクササイズは締めつけのない服装で行いましょう。痛みがある場合は行わないでください。

2 膝を曲げてお腹に両手を置き、ゆっくり鼻から息を吸いおしりをキュッと閉めながら5秒キープ。口から息を吐きながら力を抜いて *1* に戻る。

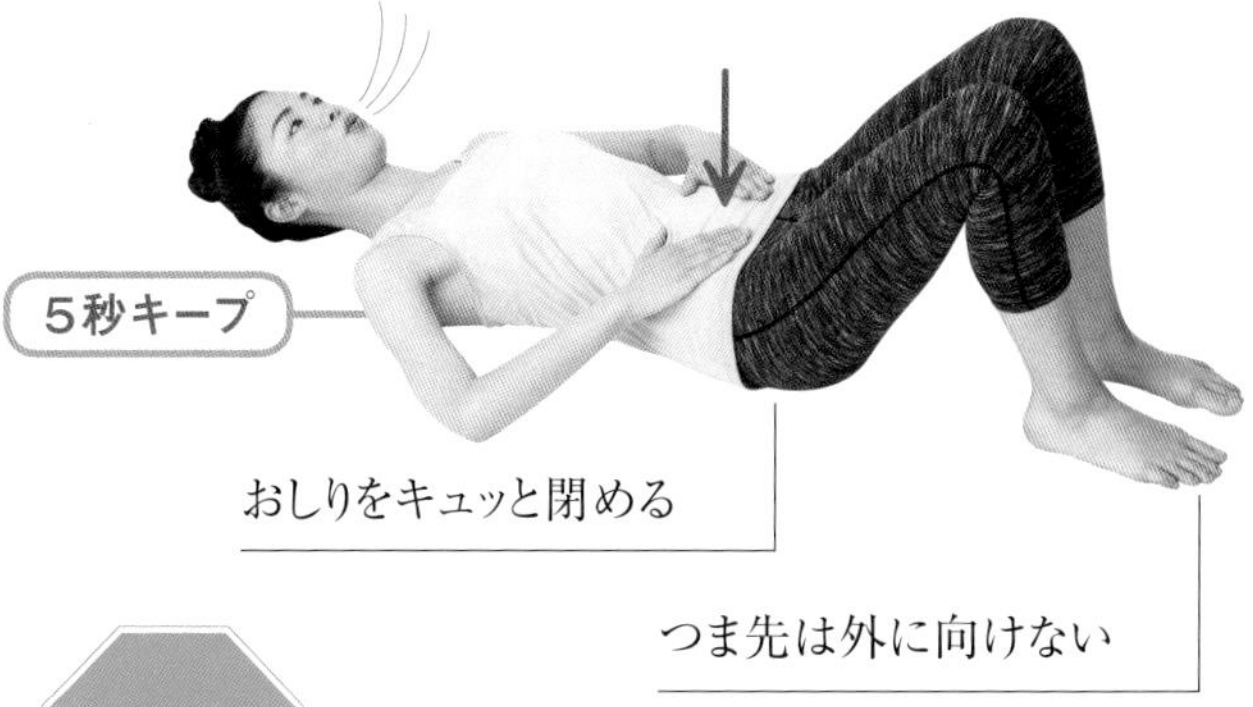
5秒キープ
おしりをキュッと閉める
つま先は外に向けない

1～2を3セット

骨盤底筋
エクササイズ
02
★★★

おしり上げ

おしりの大きな筋肉の大殿筋と、太ももの内側にある
内転筋群を刺激して、連結している骨盤底筋を鍛えます。

1 手足を伸ばして仰向けになり
膝を立てる。

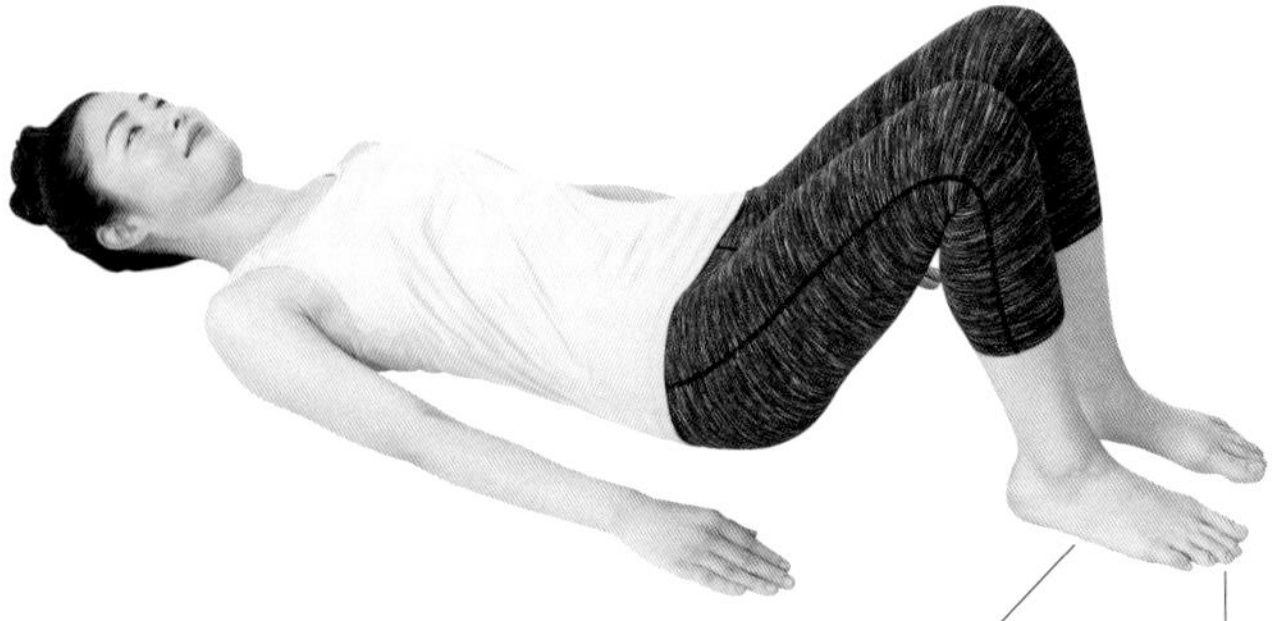
足は軽く開く
つま先はまっすぐ
前に向ける

2 息を吐きながら、おしりを床から持ち上げて5秒キープ。息を吸いながらゆっくりおしりを床に下ろす。

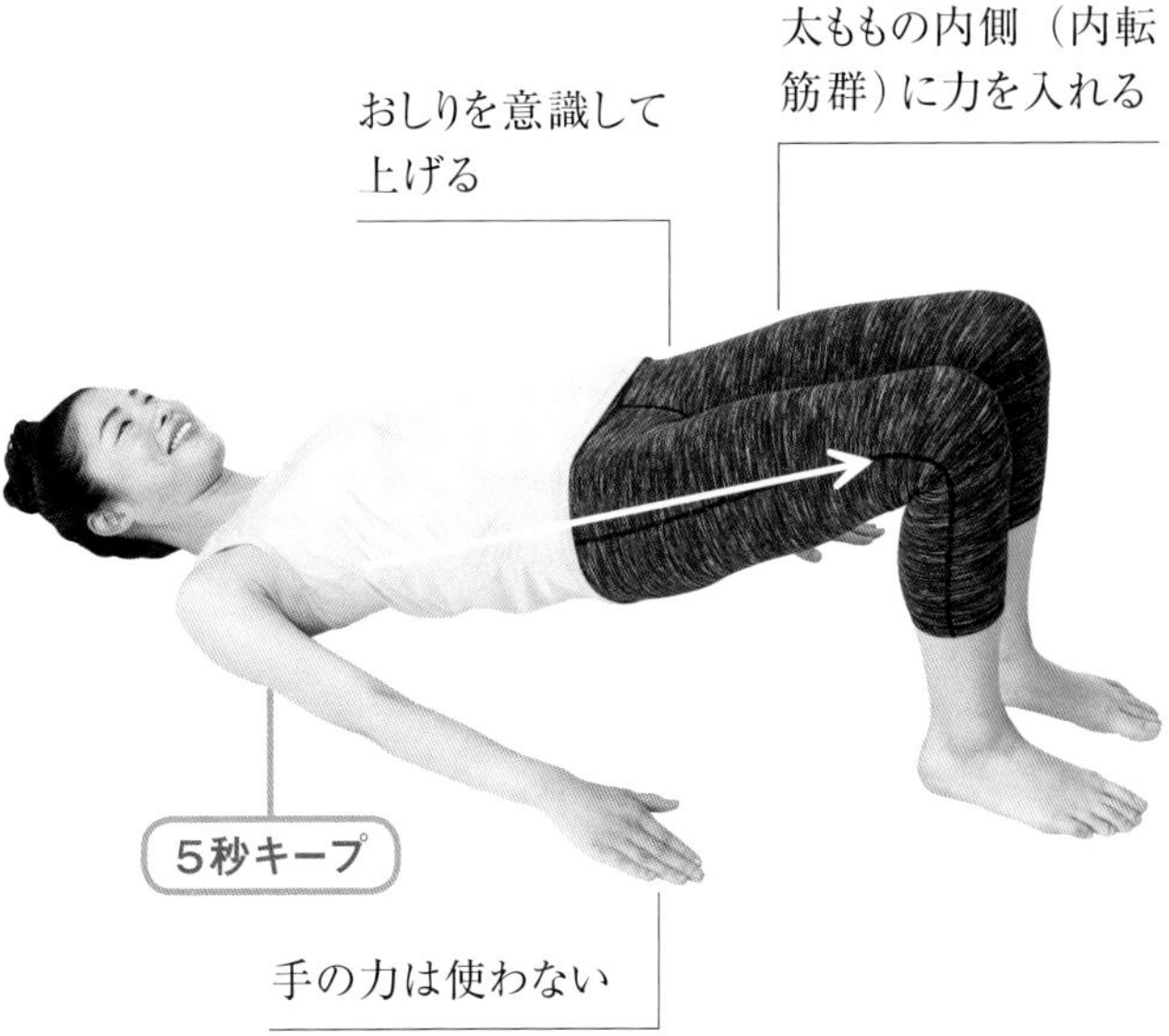
太ももの内側（内転筋群）に力を入れる
おしりを意識して上げる
5秒キープ
手の力は使わない

1～2を3セット

手の力でおしりを上げるのはNG

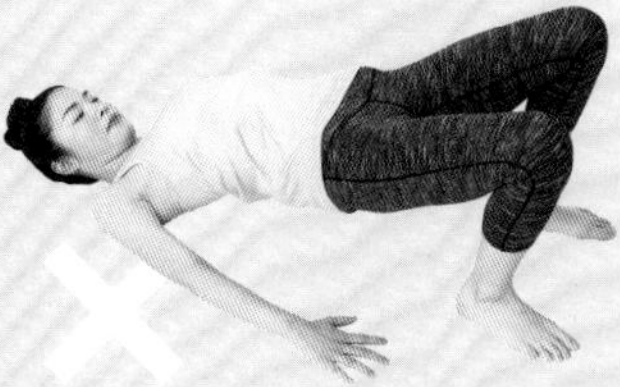

手足で踏ん張って、上体を上げるのはNG。これでは胸ばかりが上がり、おしりは上がりません。手足に力は入れず、お腹と太もも、おしりの力を使いましょう。

骨盤底筋
エクササイズ
03
★★★

片足伸ばし おしり上げ

「おしり上げ」のステップアップです。
不安定なポーズで筋肉に負荷をかけて、
おしりと骨盤底筋をより刺激します。

1 手足を伸ばして仰向けになり膝を立てる。

つま先はまっすぐ前に向ける

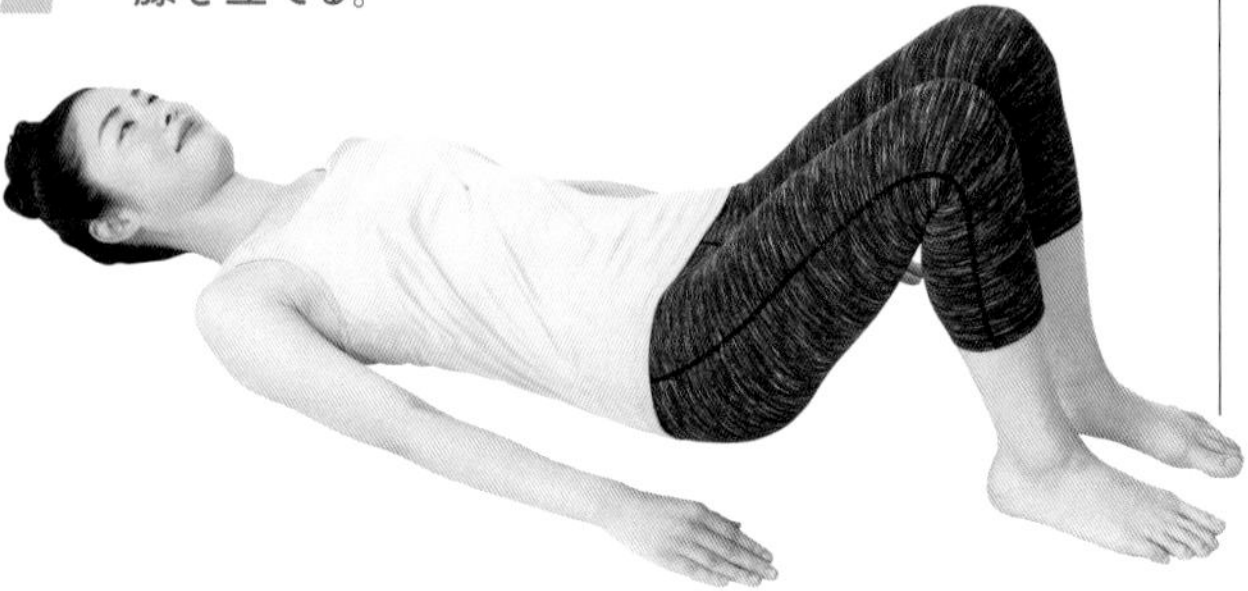

2 息を吐きながら、おしりを床から持ち上げる。

背中を反らさずおしりを上げる

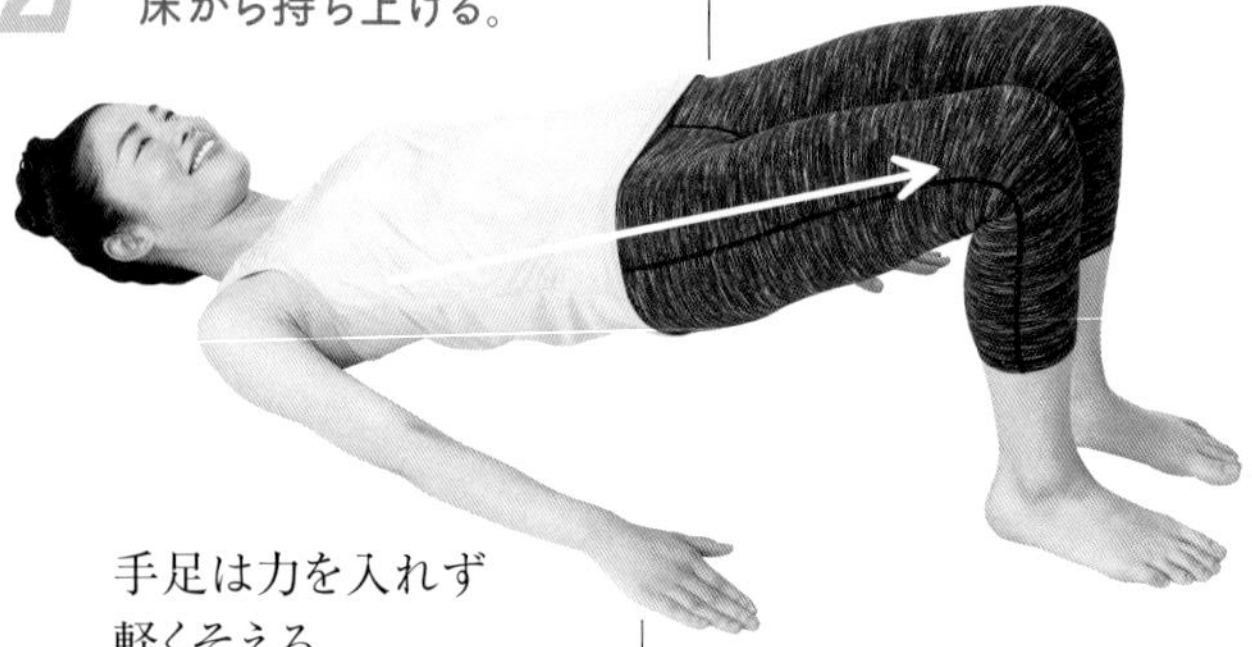

手足は力を入れず軽くそえる

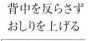

3

2の状態のまま、右の足を伸ばして5秒キープ。息を吸いながらゆっくり足を戻し、おしりを床に下ろす。

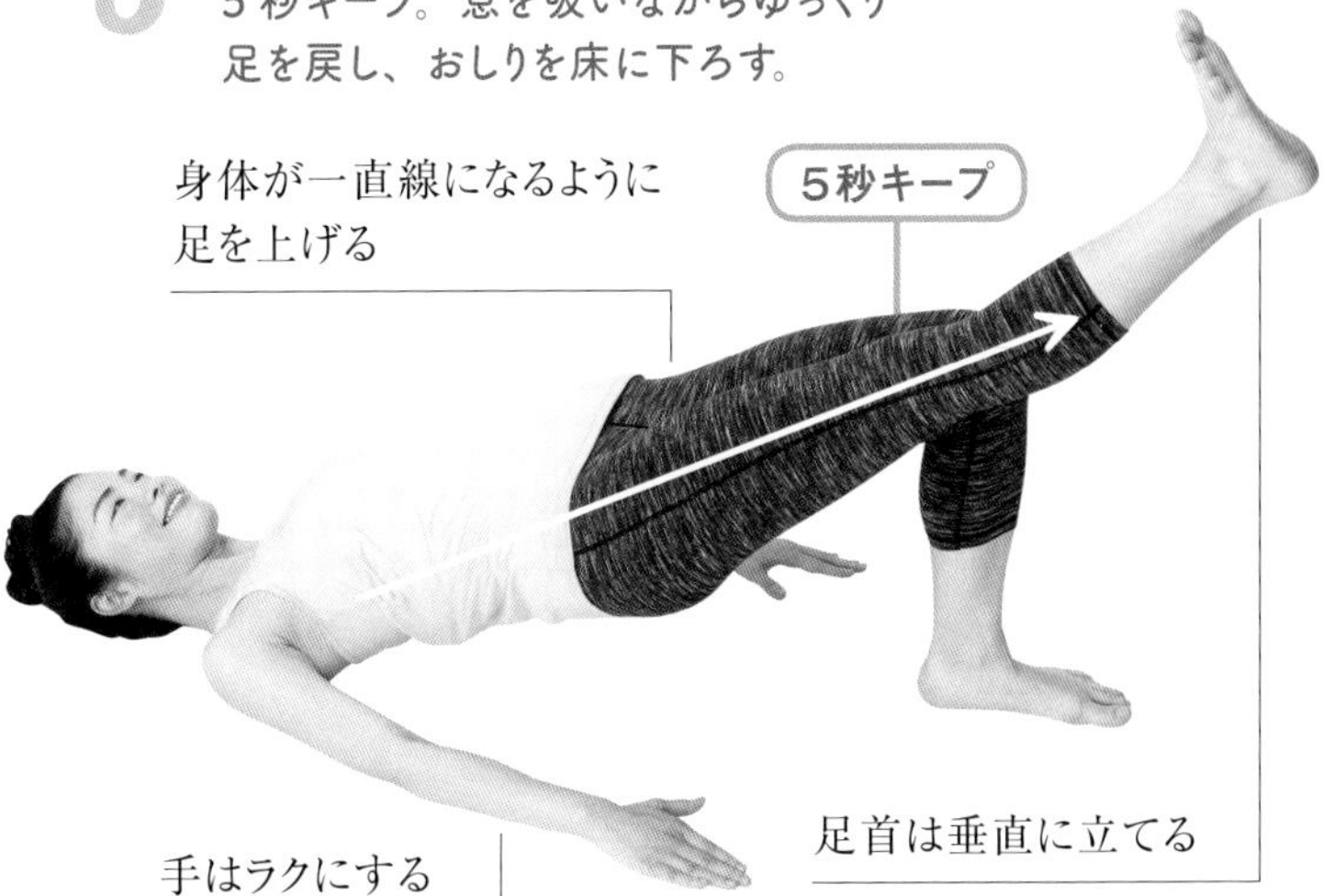
身体が一直線になるように足を上げる
5秒キープ
足首は垂直に立てる
手はラクにする

4

再び息を吐きながらおしりを持ち上げて左の足を伸ばし、5秒キープ。息を吸いながらゆっくり***1***の姿勢に戻す。

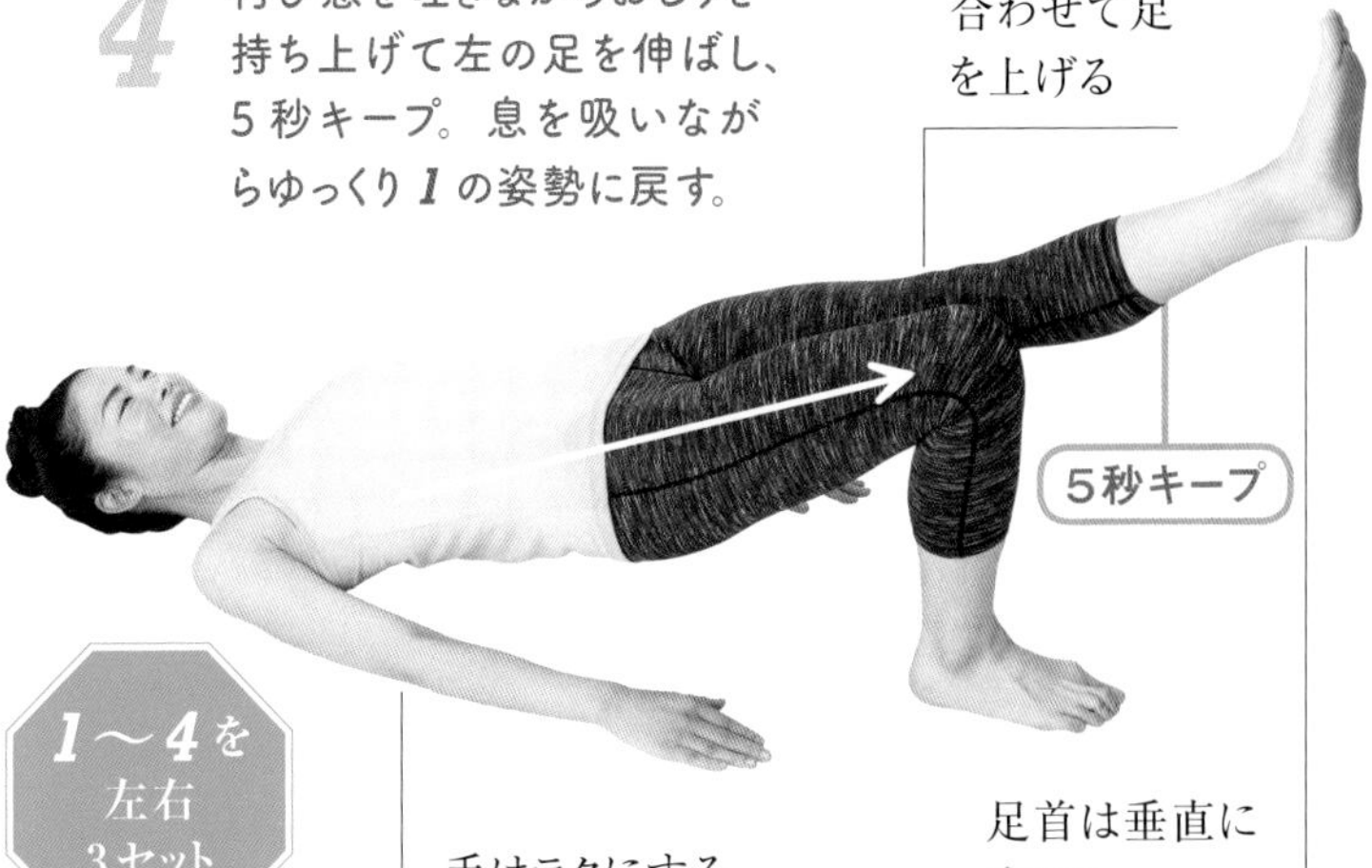
膝の高さに合わせて足を上げる
5秒キープ
足首は垂直に立てる
手はラクにする

1〜4を左右3セット

骨盤底筋
エクササイズ
04

タオル挟みでおしり上げ

おしり上げの姿勢で、膝でタオルやボールを挟むと、大殿筋と内転筋群がより刺激されて、骨盤底筋の収縮が活発になります。

1 手足を伸ばして仰向けになり膝を立て、筒状に折ったバスタオルを膝の内側で挟む。

タオルを落とさないように挟む

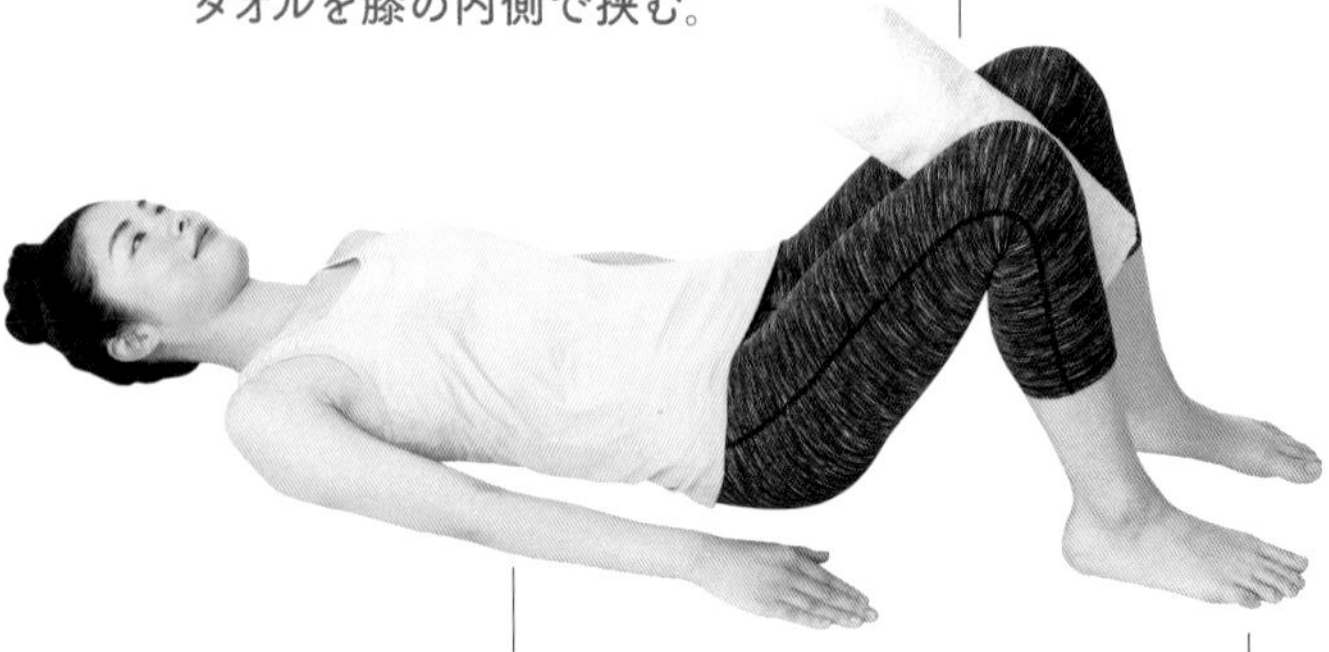

手はラクに

つま先はまっすぐ前に向ける

Point

ボールに変えてパワーアップ

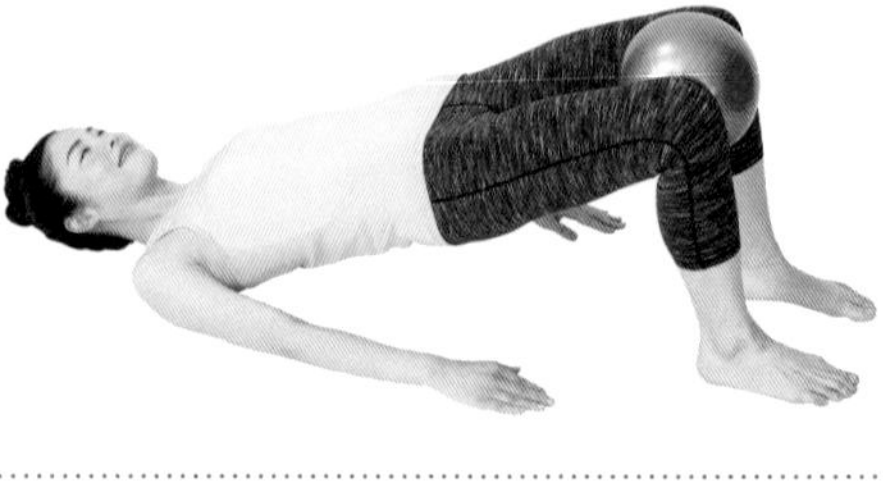

バスタオルで慣れてきたら、弾力性のあるボールに変えて、少しきつめの刺激にチャレンジしてみましょう。

2 息を吐きながらおしりを持ち上げて５秒キープ。息を吸いながらゆっくりおしりを床に下ろす。

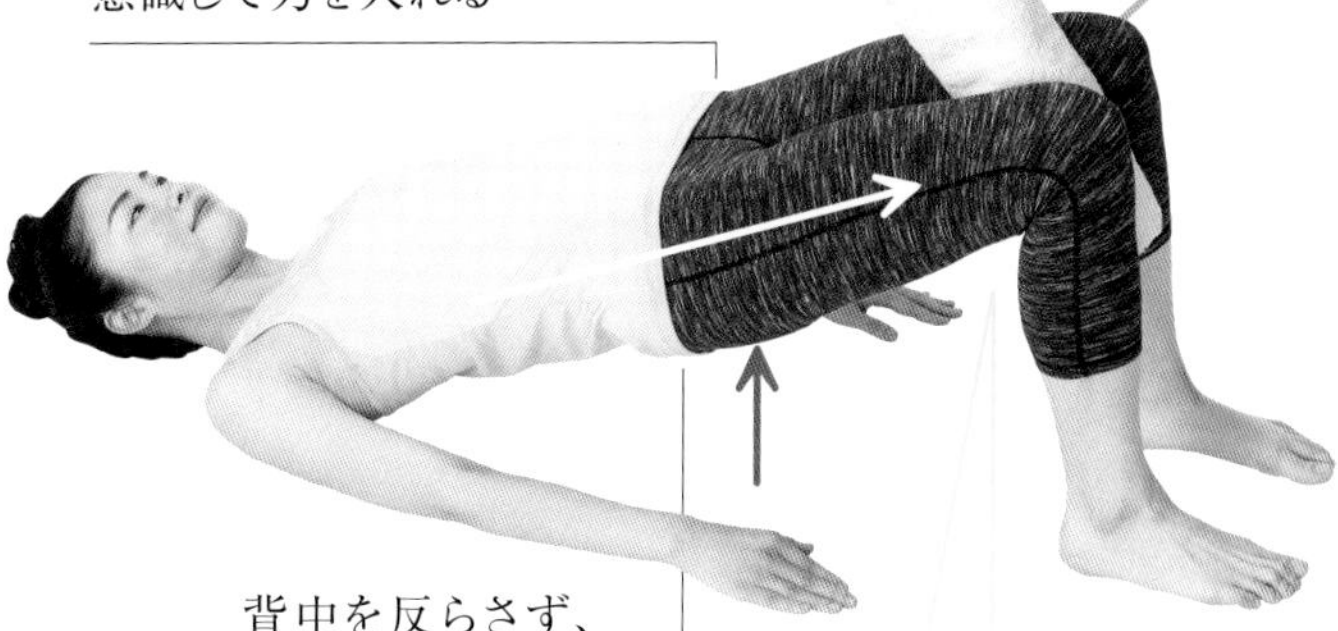
お腹、太ももの内側、おしりを
意識して力を入れる
５秒キープ
背中を反らさず、
おしりを上げる

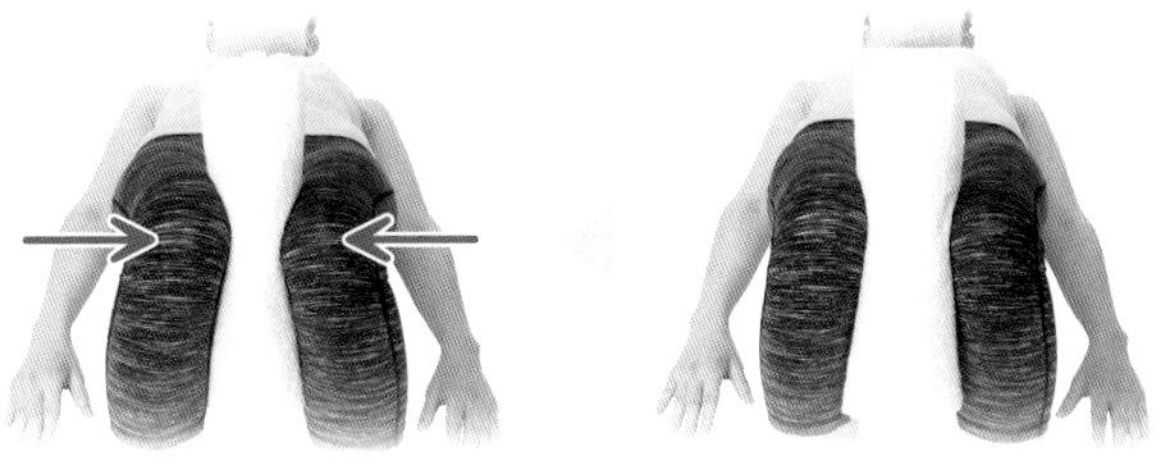

両太ももの内側に力を入れて、両膝でタオルを挟みます。おへそを内側に引きこみながら行うと効果的。ぽっこりお腹の解消にもなります。

1〜2を 3セット

骨盤底筋
エクササイズ
05
★★★

寝ながら足開き

太ももの両外側にある外転筋は、股関節を開いたり、
足を支える大切な筋肉。足を開くことで刺激し、
骨盤底筋にアプローチしましょう。

あごは軽く引く

1 足を伸ばして仰向けになる。足首を垂直に立て、手は胸でクロスさせる。

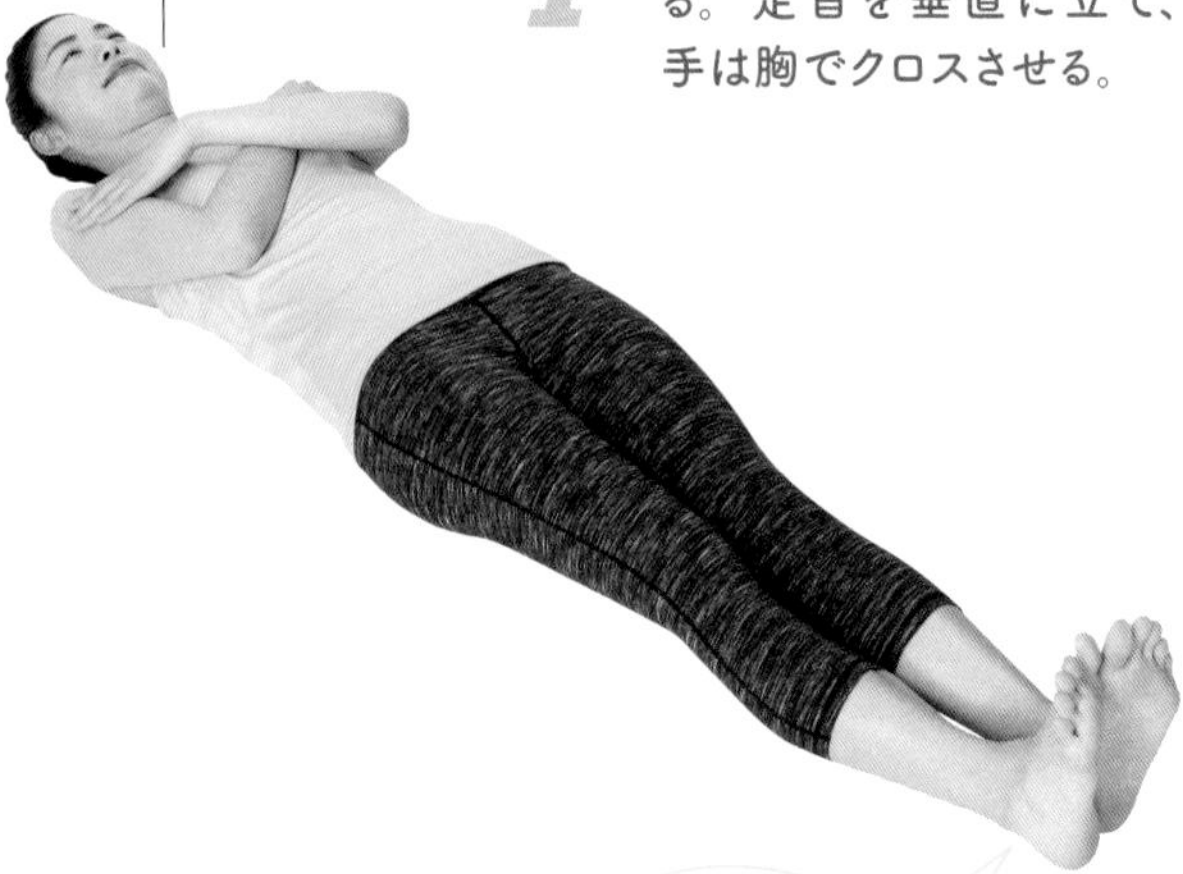

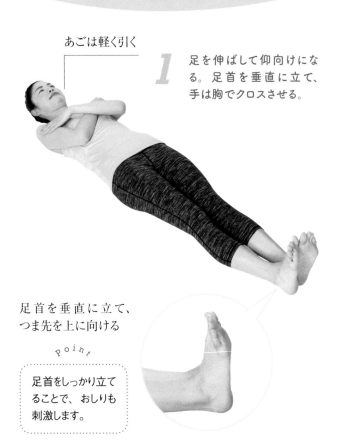

足首を垂直に立て、
つま先を上に向ける

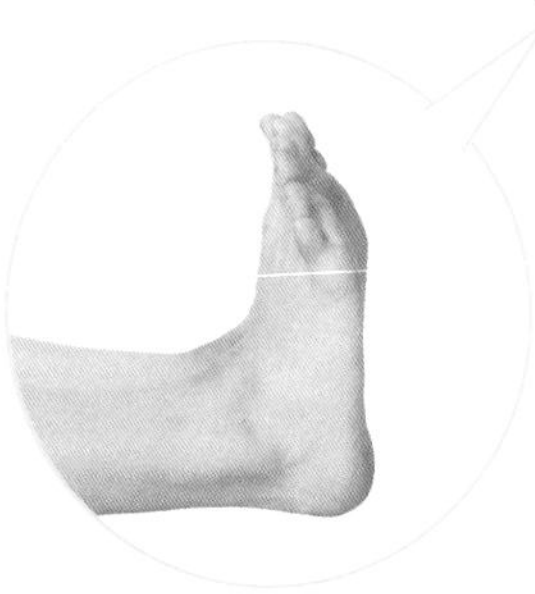

Point

足首をしっかり立てることで、おしりも刺激します。

2 右足を伸ばして床から軽く浮かし、息を吐きながら5秒かけて、外側に45度ほど開く。

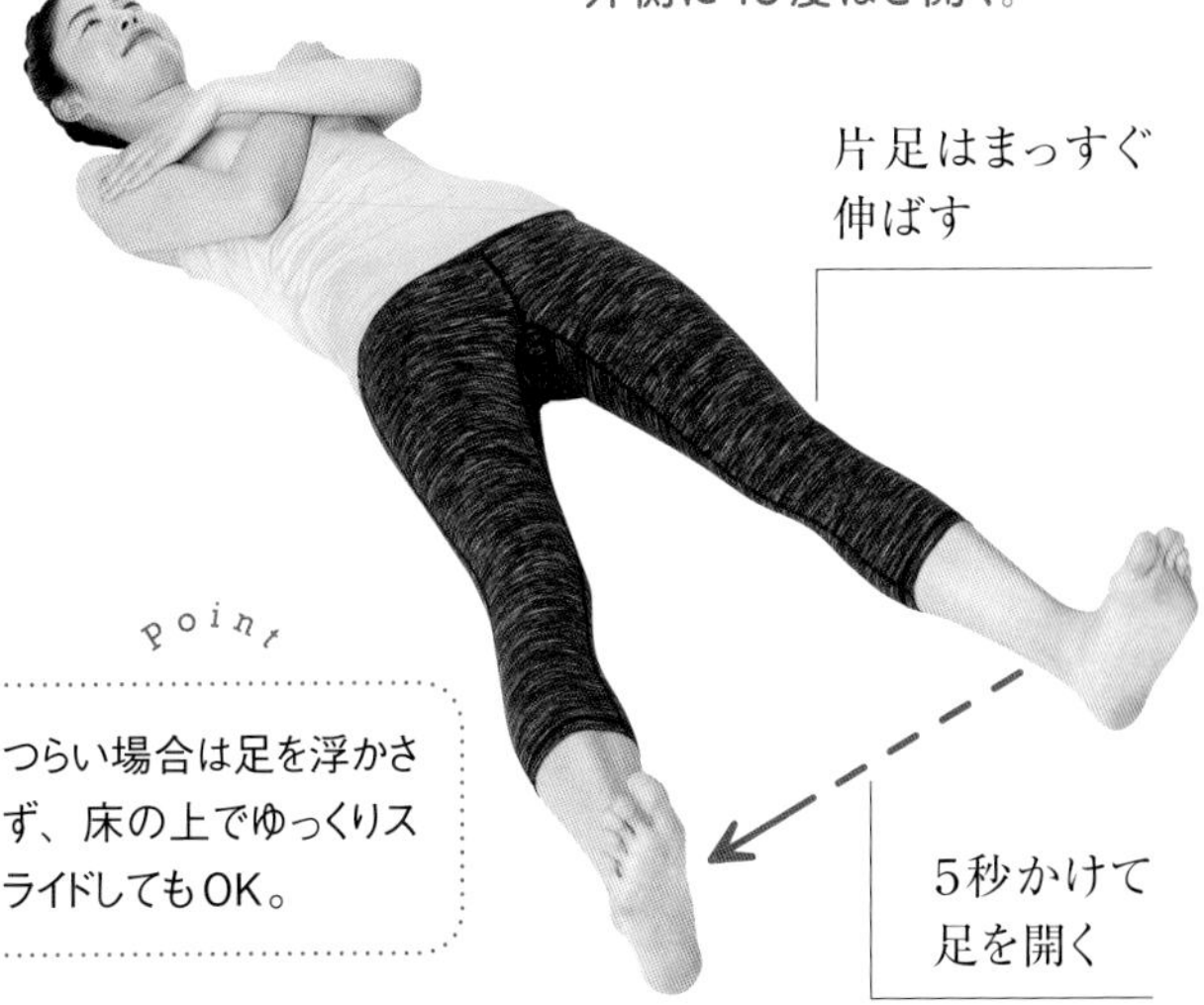
片足はまっすぐ伸ばす
5秒かけて足を開く

Point

つらい場合は足を浮かさず、床の上でゆっくりスライドしてもOK。

3 ゆっくり息を吸いながら元に戻し、反対の足も同様に行う。

1〜3を 左右 3セット

頭からつま先まで一直線にする

おしりに力がない人が足を開こうとすると、上半身が傾いてしまいます。頭からつま先まで一直線にして、片足だけを開きましょう。

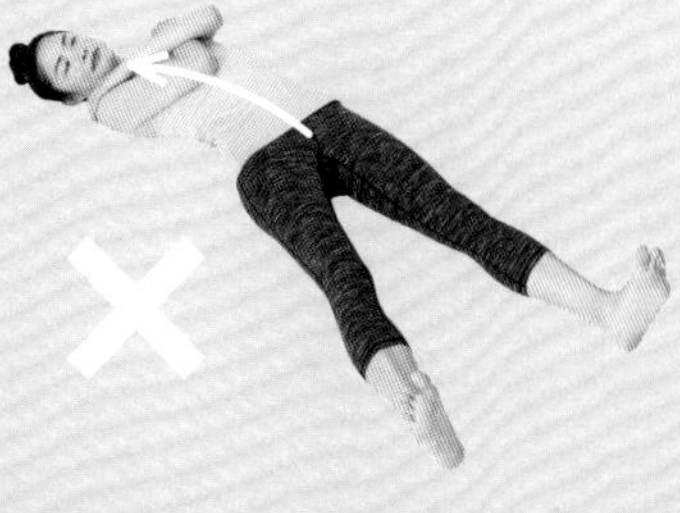

骨盤底筋エクササイズ 06

寝ながら膝開き

膝を開くことで股関節の深部にある
筋肉（外旋筋・P56参照）と、それに連結する骨盤底筋を
鍛えるエクササイズです。

1 手足を伸ばして仰向けになり、膝を立てる。
手は胸の上でクロスさせる。

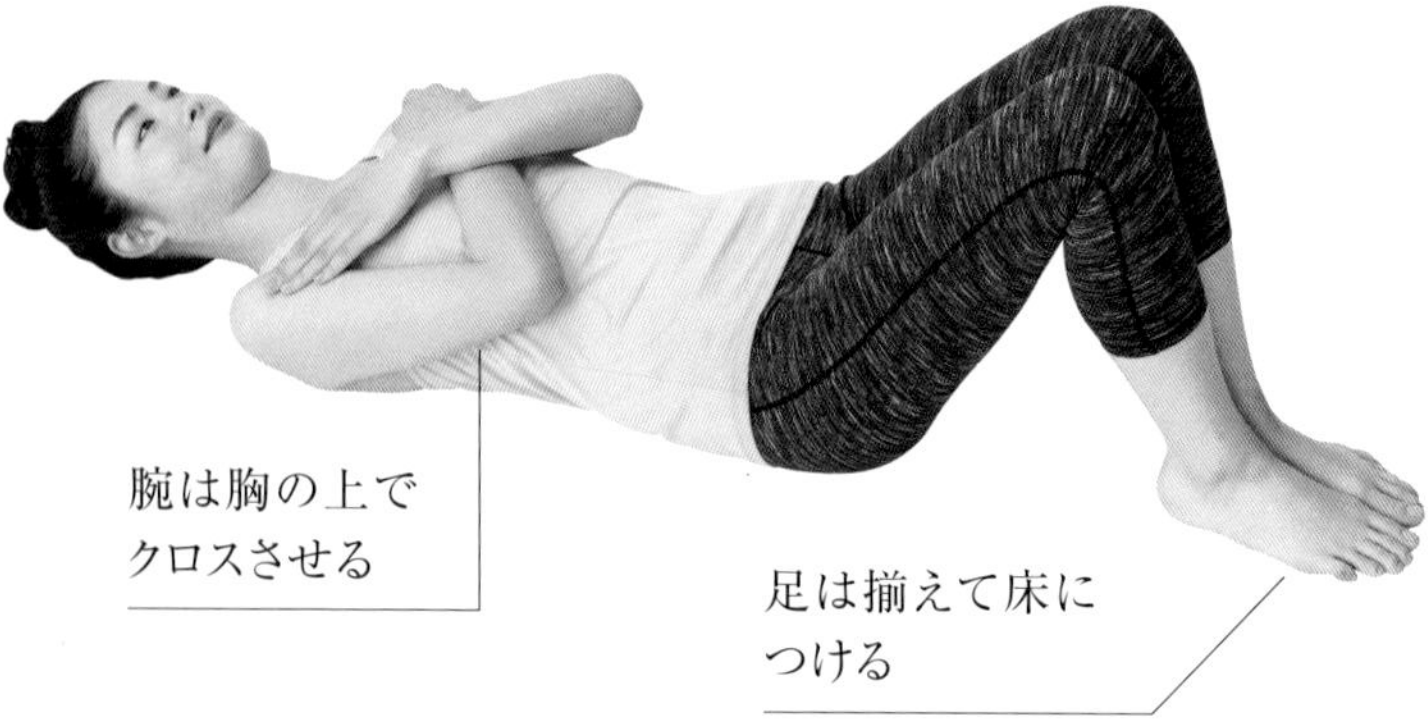

腕は胸の上でクロスさせる
足は揃えて床につける

2 息を吐きながら5秒かけて
両膝を外側にゆっくり開く。

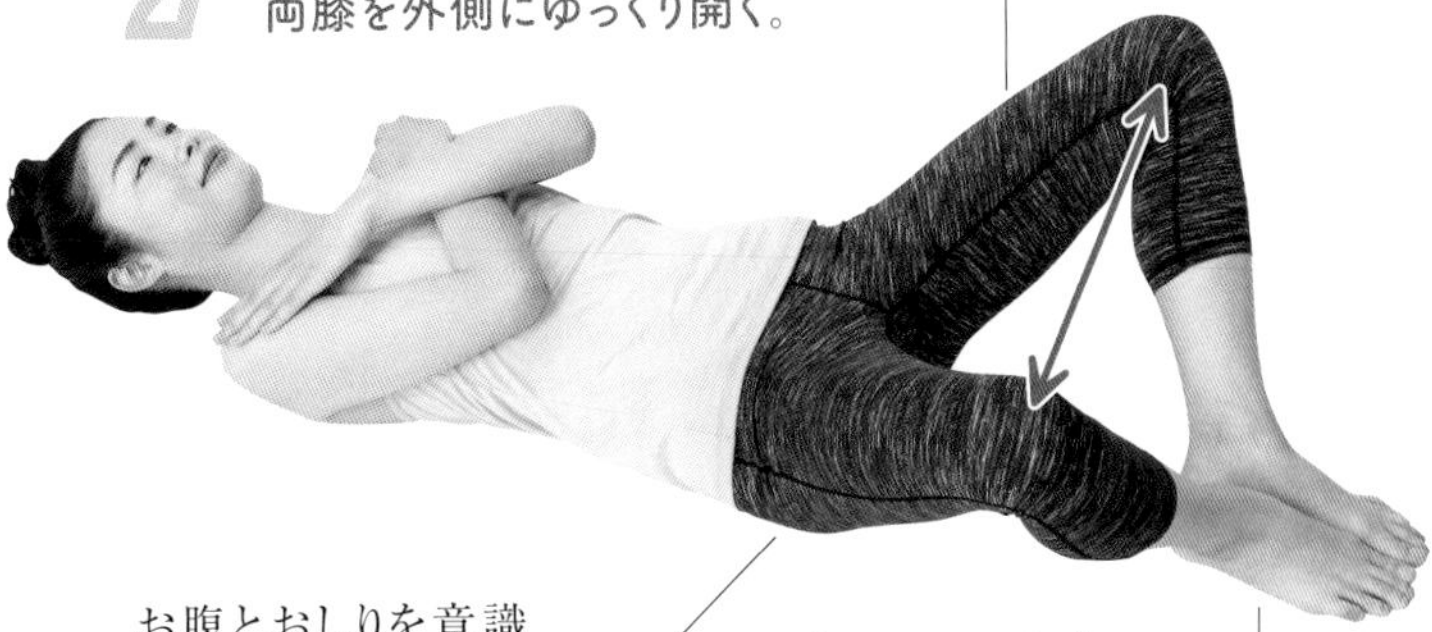
5秒かけて
ゆっくり開く
お腹とおしりを意識
して力を入れる
足裏はしっかり床に
つけたまま

3 息を吸いながら、両膝をゆっくりと戻す。***2*** ～ ***3*** を
1セットとし、5回行う。

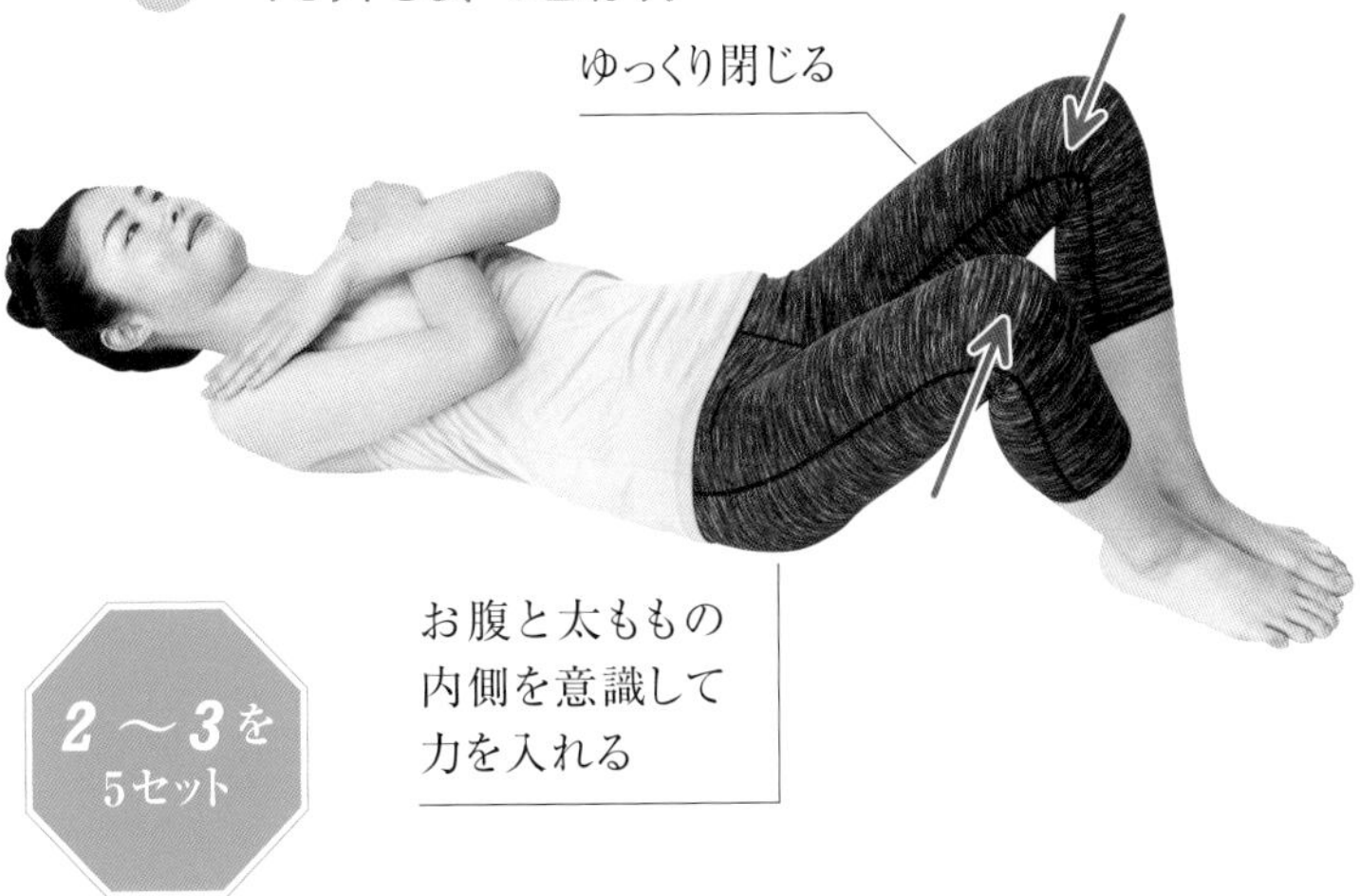
ゆっくり閉じる
お腹と太ももの
内側を意識して
力を入れる

2 ～ ***3*** を
5セット

骨盤底筋
エクササイズ
07

おしり歩き

長座の姿勢でおしりを使って前後に歩く体操です。
骨盤の可動性がアップして骨盤底筋の緩みを解消します。

1 足を伸ばし、骨盤を立たせて座る。

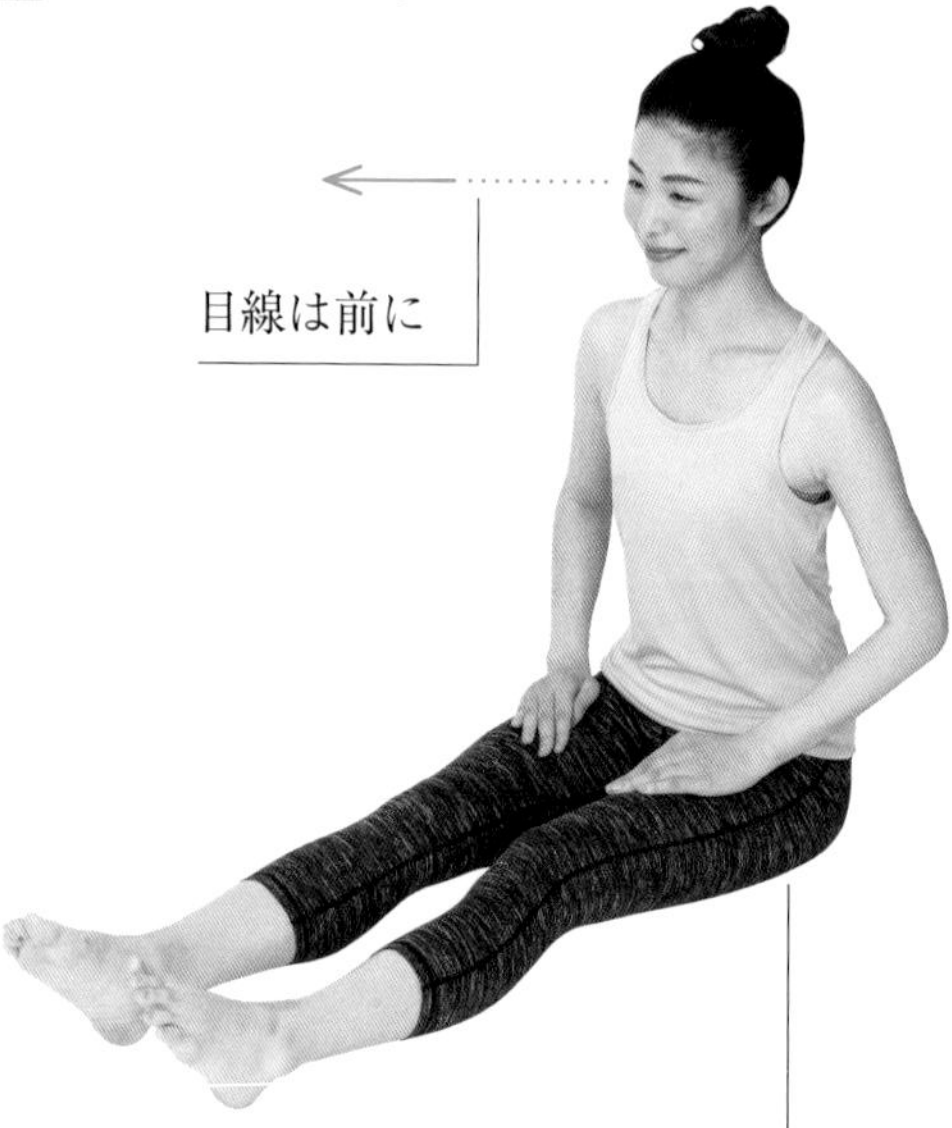

坐骨をしっかり床に当て骨盤を
立たせて座る（P66参照）

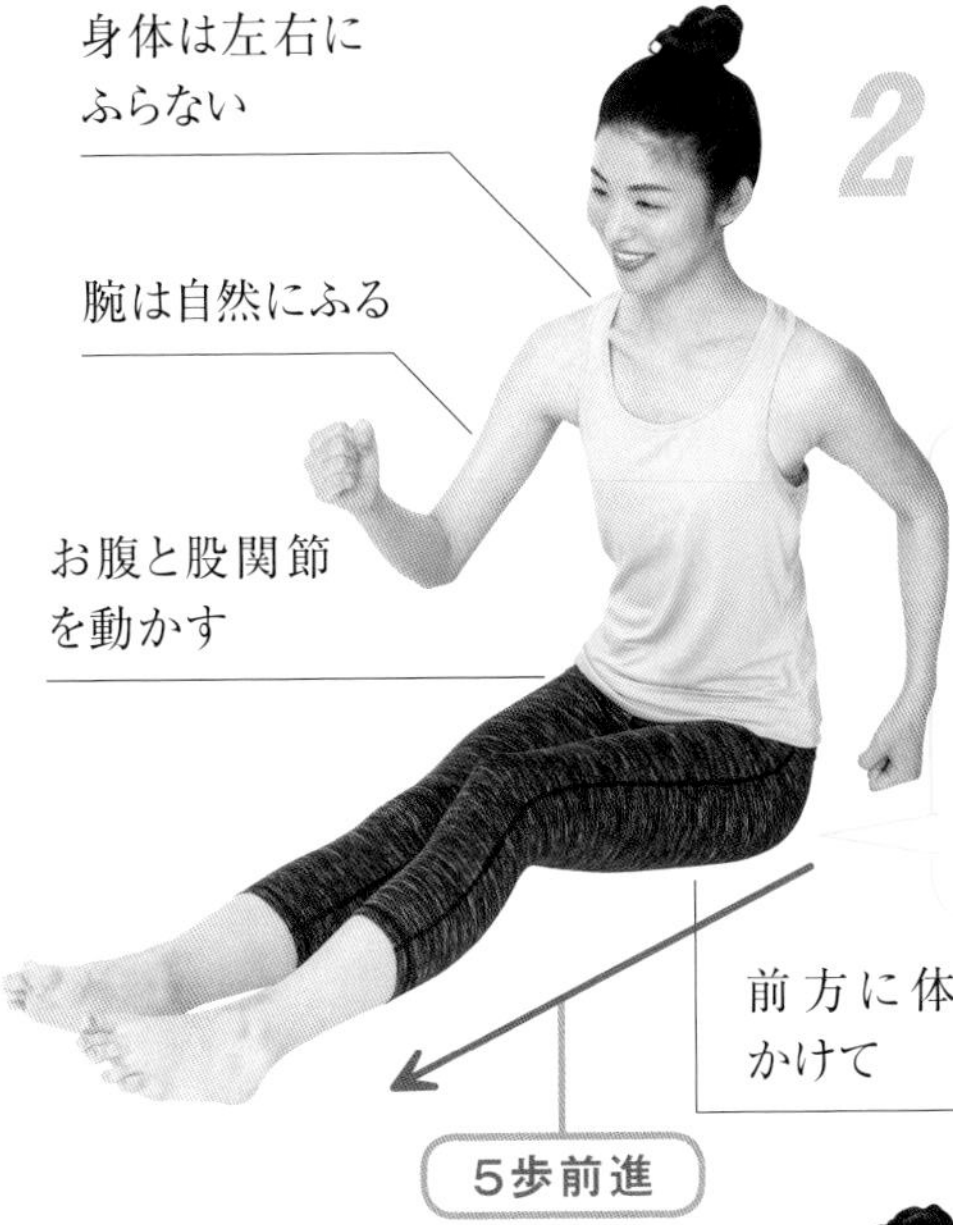

身体は左右に
ふらない
腕は自然にふる
お腹と股関節
を動かす
前方に体重を
かけて
5歩前進

2

膝を軽く曲げ、右、左、右……と交互におしりを持ち上げて前に5歩進む。

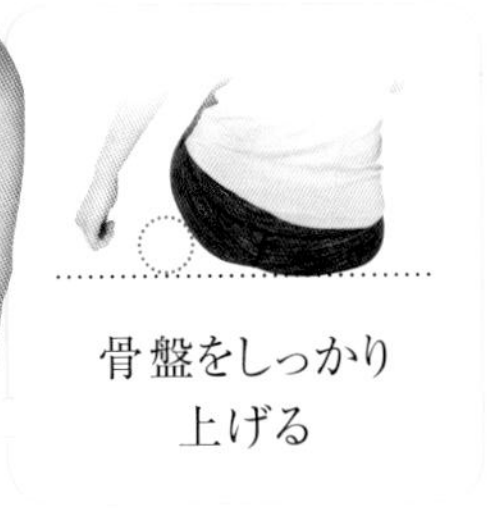

骨盤をしっかり
上げる

3

同様に後ろに5歩下がる。

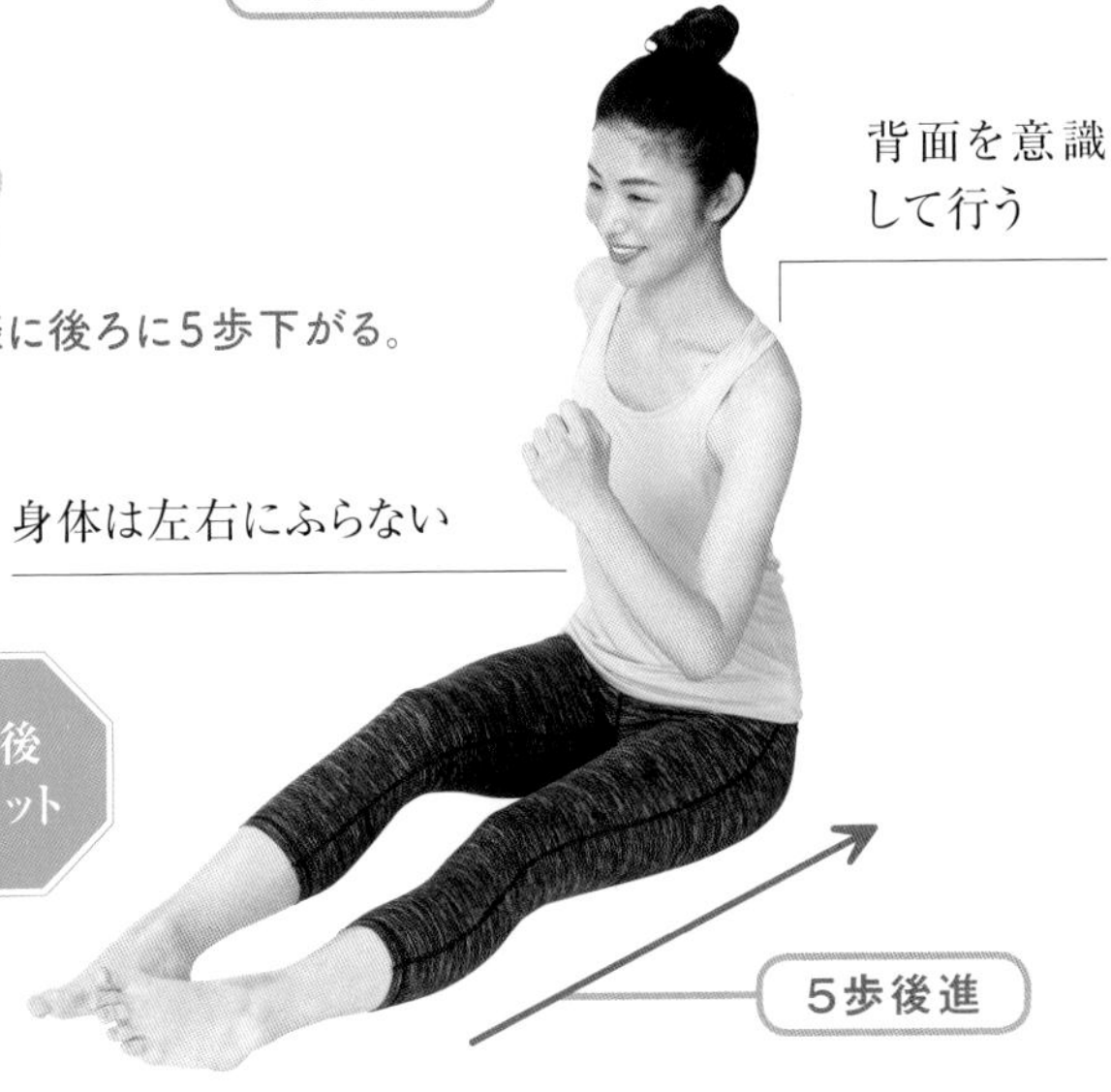

背面を意識
して行う
身体は左右にふらない
5歩後進

前後
3セット

骨盤底筋

エクササイズ

08

★★★

かかとを浮かして おしり歩き

おしり歩きのステップアップです。
足を浮かし、おしりの筋肉だけを使って身体を移動させて、
強力に骨盤底筋を刺激します。

1 骨盤を立たせて床に座り、膝を曲げる。

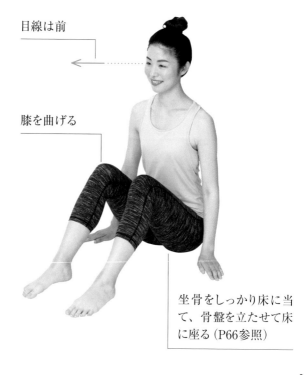

目線は前

膝を曲げる

坐骨をしっかり床に当て、骨盤を立たせて床に座る（P66参照）

2 かかとを浮かし膝を曲げたまま、右、左、右……と交互におしりを持ち上げて前に5歩進む。

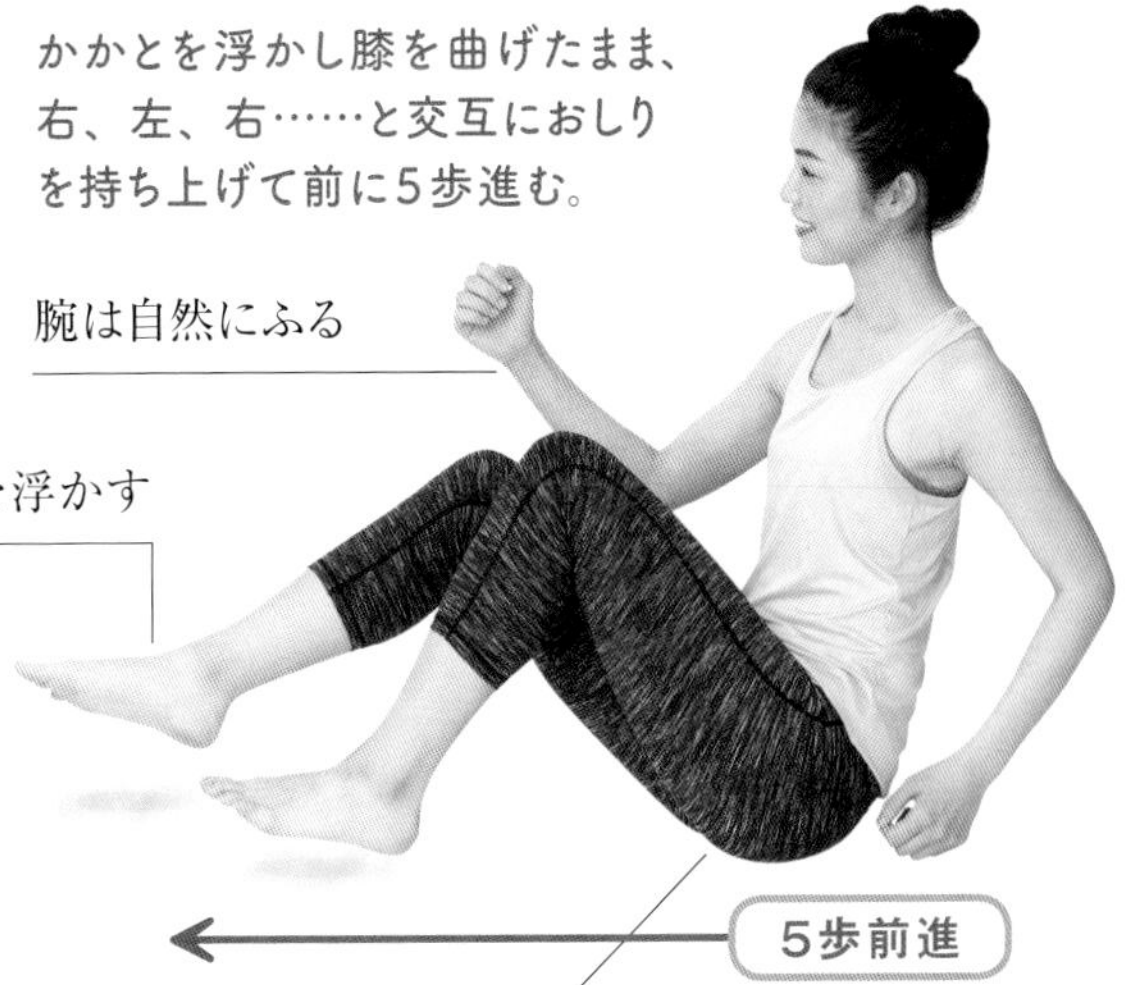
腕は自然にふる
かかとを浮かす
5歩前進
骨盤を上げて前に進む

3 同様に後ろに5歩下がる。前後1セットとして3回行う。

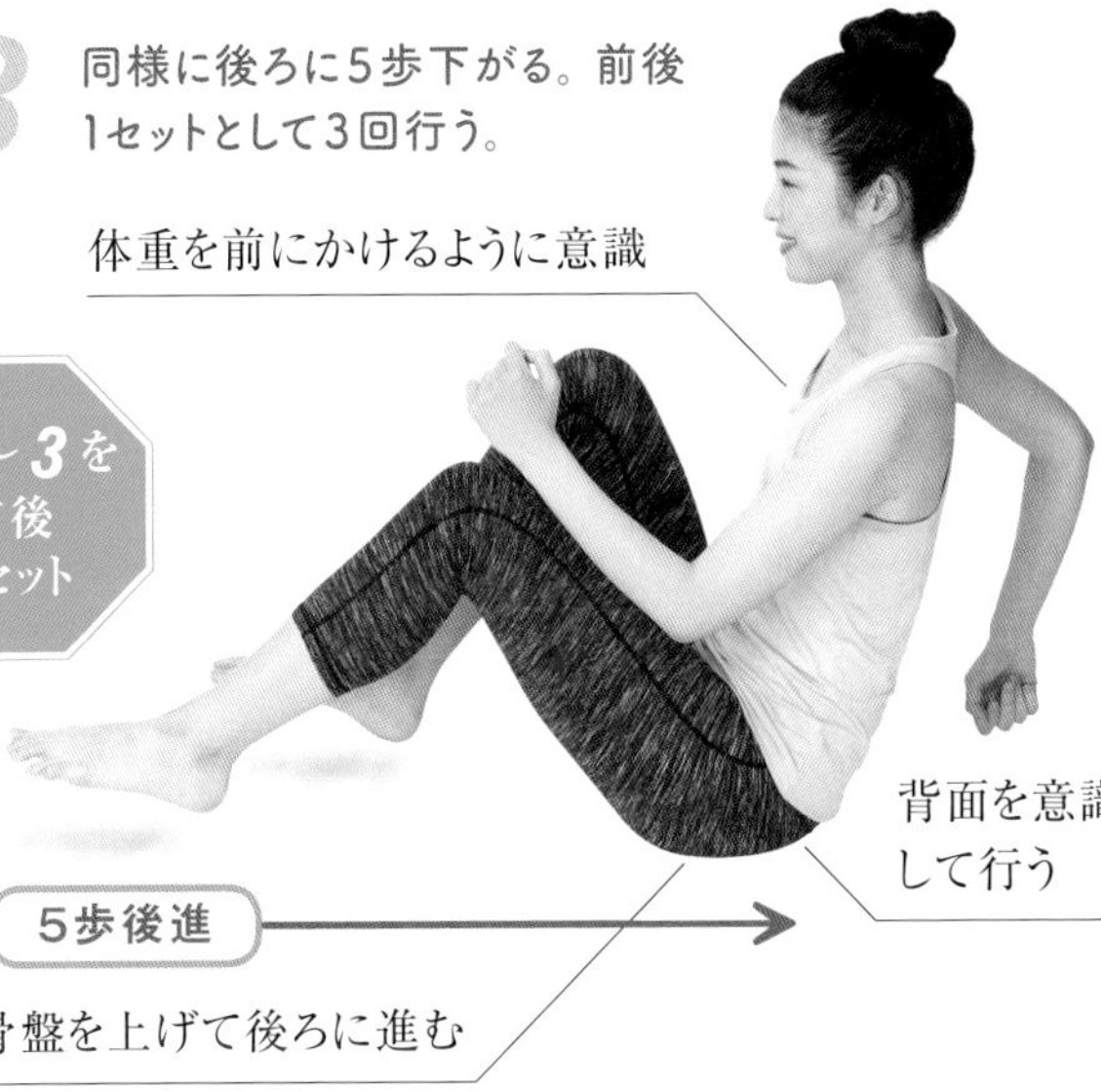
体重を前にかけるように意識
背面を意識して行う
5歩後進
骨盤を上げて後ろに進む

2～3を前後3セット

骨盤底筋

エクササイズ

09 座りながら膝開き

★★☆

骨盤まわりにあるインナーマッスルの一つ、
腸腰筋を鍛えるエクササイズ。骨盤底筋に
しっかり働きかけます。

1 椅子に正しく座る（P66参照）。

あごは軽く引き
目線は前に

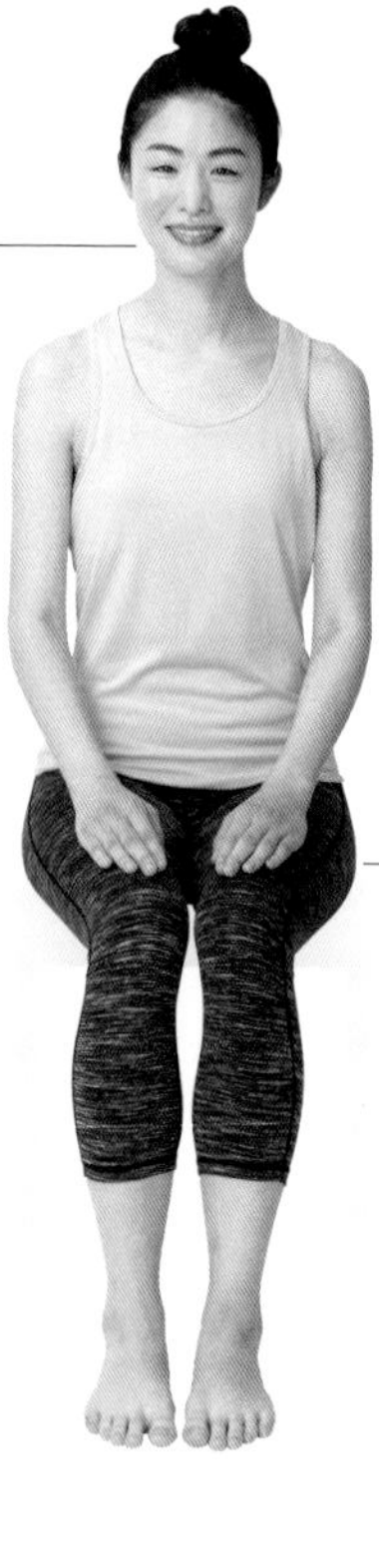

背筋は伸ばす

坐骨をしっかり座
面に当て、骨盤
を立たせて座る
（P66参照）

2 胸の前で手をクロスさせ、背筋は伸ばしたまま、足を床からゆっくり浮かす。

腰に力を入れない

膝と太ももを上げるように

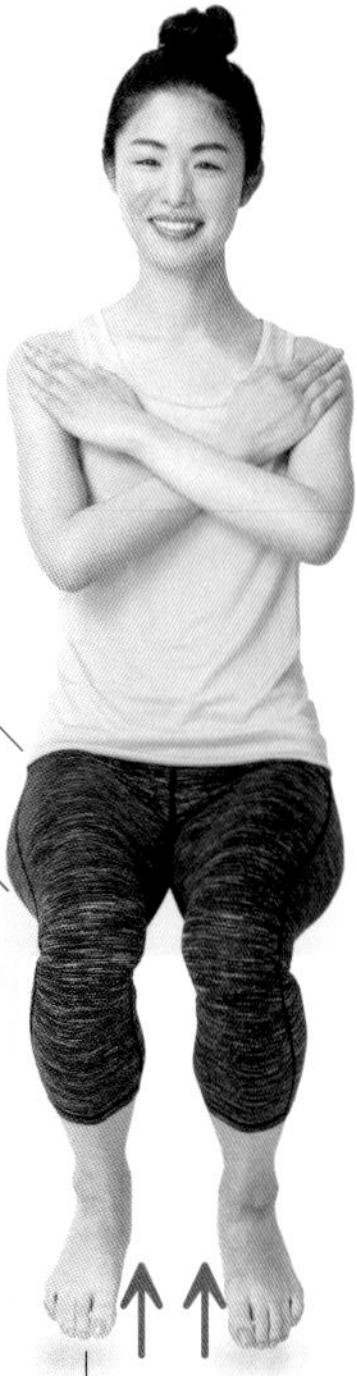

足を浮かす

1～3を5セット

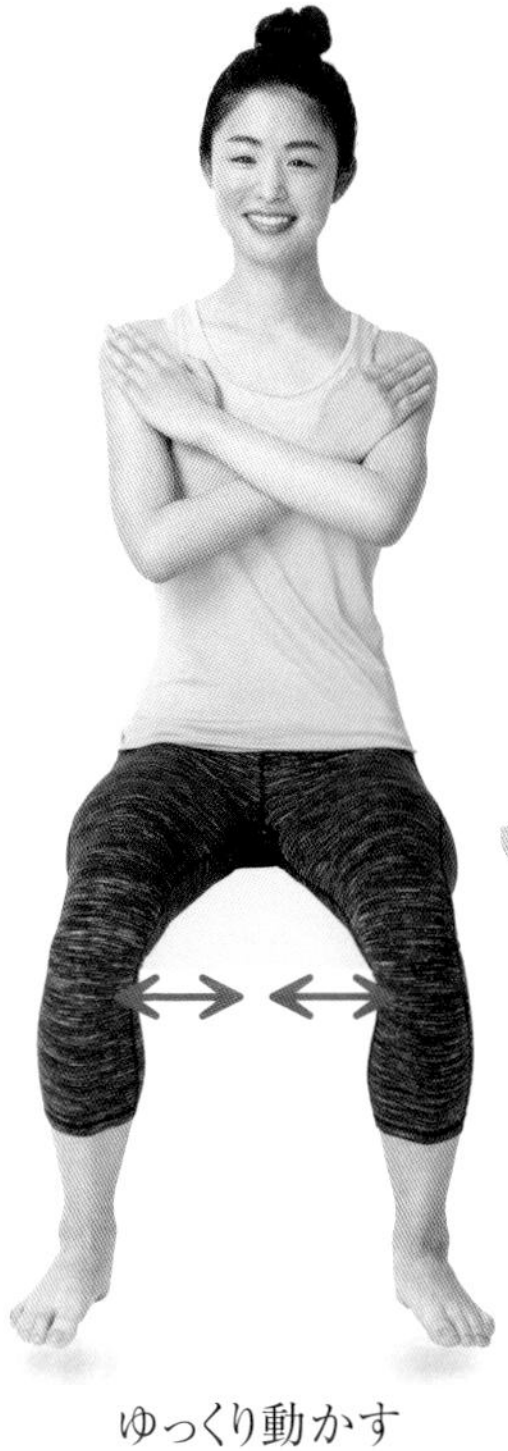

ゆっくり動かす

3 足を浮かせたまま、ゆっくり5秒かけて両膝を外側に開き、ゆっくり膝を閉じる。足を床に下ろす。

Point

身体がふらついてしまう人は、足を床につけたまま行いましょう。

Column 3

骨盤底筋の運動効果を アップさせる エクササイズクッションが登場！

P 64で、振動刺激が筋力をアップさせることをお伝えしましたが、その振動を利用して骨盤底筋を鍛えるマシーンの開発に、研究者として参加させていただきました。日本初の尿もれ予防・改善マシーン「キュットブル」です。クッションに座ると骨盤底筋がフィット。振動刺激で尿道括約筋を収縮させて活動を促し、筋肉が鍛えられ、尿もれの早期改善が期待できるトレーニングクッションです。骨盤底筋エクササイズと並行して使えば、効果はさらにアップします。

座るだけで骨盤底筋を刺激
トレーニングクッション
「キュットブル」

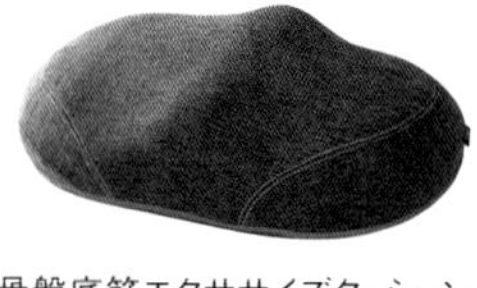

骨盤底筋エクササイズクッション『キュットブル』 9,800円（税別）／ラボネッツ（ドリームお客様相談室 0120-559-553）
振動と停止を繰り返す間欠モードと5分間振動が続く連続モードを搭載。

広島大学が効果を実証！
振動刺激で「尿道括約筋」の
筋活動が活発化

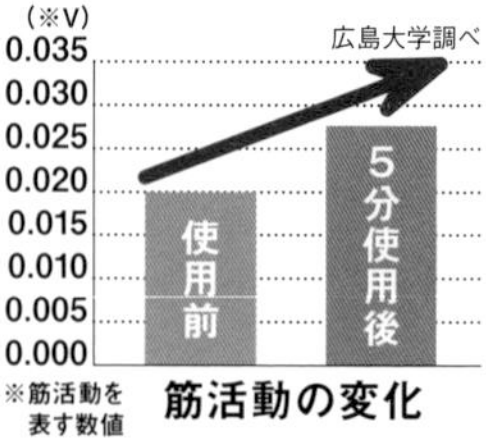
(※V)
0.035
0.030
0.025
0.020
0.015
0.010
0.005
0.000
広島大学調べ
使用前
5分使用後
※筋活動を表す数値
筋活動の変化

座位姿勢でキュットブルを5分使用したとき、骨盤底筋の一つである尿道括約筋の平均筋活動が活発化することがわかった。

＼ 骨盤底筋を鍛えながら、 不調も改善！ ／

症状別！ お悩み改善 エクササイズ

肩こりや腰痛など、 悩みを改善するエクササイズを紹介します。 P66~95の「骨盤底筋を鍛えるエクササイズ」を行った後、「症状別！ お悩み改善エクササイズ」から気になるエクササイズを1~2種選んで行いましょう。

- 1日 1回以上
- 好きな時間に行う
- まずは2週間続ける
- 姿勢はこまめにチェック
- 痛みがあるときは中止する

＊正しい姿勢で行いましょう。 姿勢が間違っていると正しい効果が出ないことがあります。

症状別！
エクササイズ
01
★★★

肩こり改善

肩甲骨寄せ

骨盤底筋が弱くなると、姿勢が崩れて猫背ぎみになります。
肩甲骨を動かして血流を促すと肩こりがラクになります。

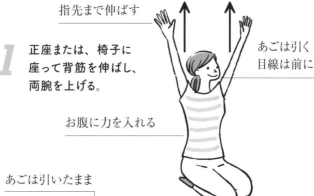

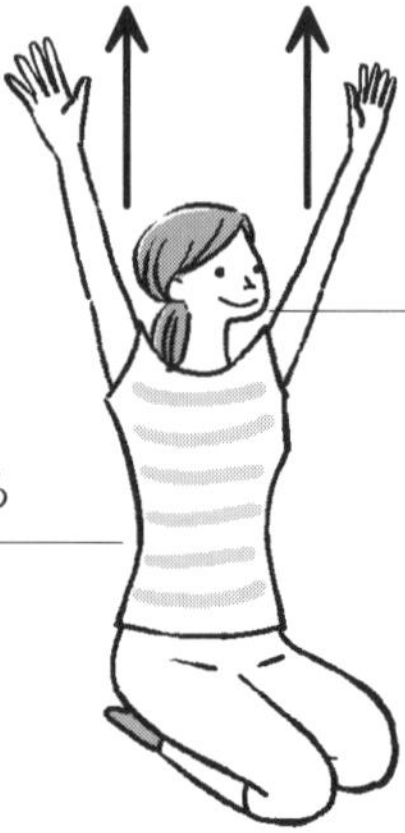
指先まで伸ばす
あごは引く
目線は前に
お腹に力を入れる

1 正座または、椅子に座って背筋を伸ばし、両腕を上げる。

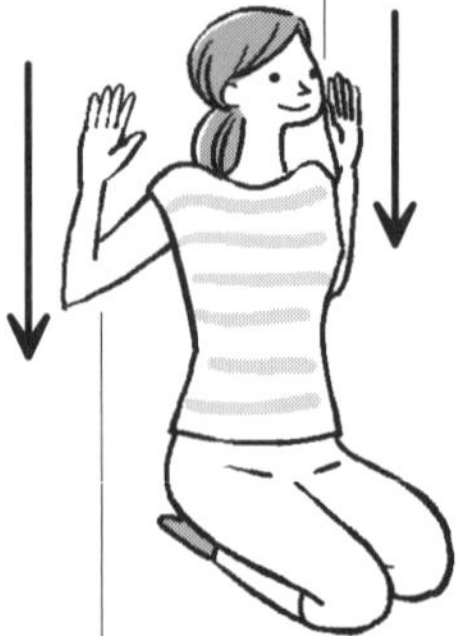
あごは引いたまま
肘より手が前に出ないように腕を下ろす

2 肩甲骨を寄せながら腕を下ろし、肩甲骨を寄せたままゆっくり*1*のポーズに戻す。

1〜2を5セット

症状別！エクササイズ 02

肩こり改善

肩すくめ

腹式呼吸をしながら肩の筋肉をほぐしましょう。
骨盤底筋を鍛えて肩こりが改善できます。

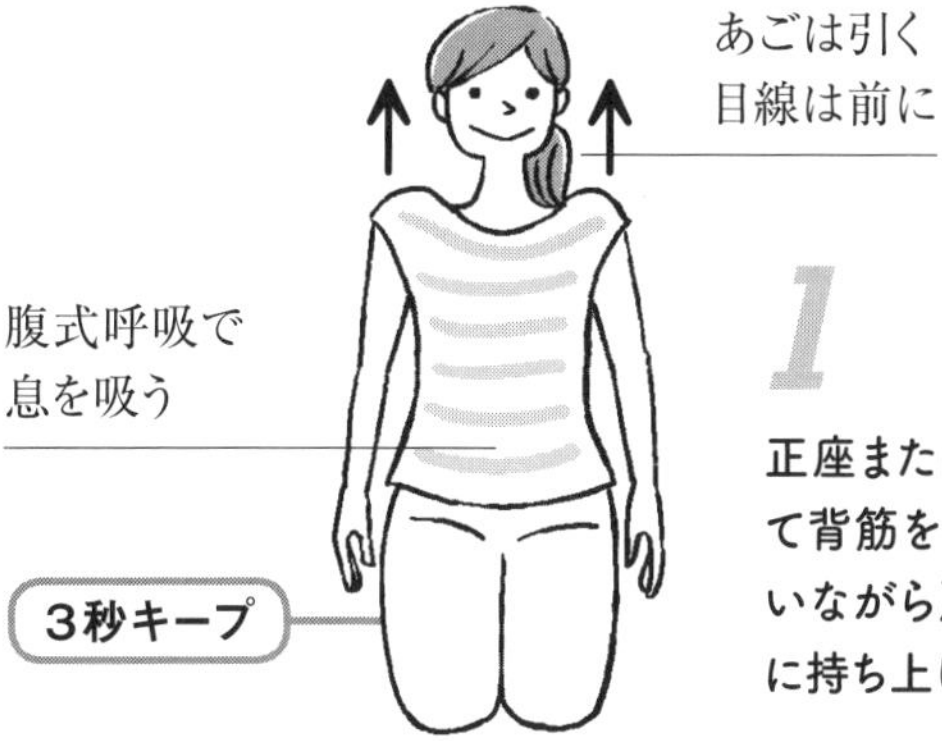

あごは引く
目線は前に
腹式呼吸で
息を吸う
3秒キープ

1

正座または、椅子に座って背筋を伸ばす。息を吸いながら肩をすくめるように持ち上げて3秒キープ。

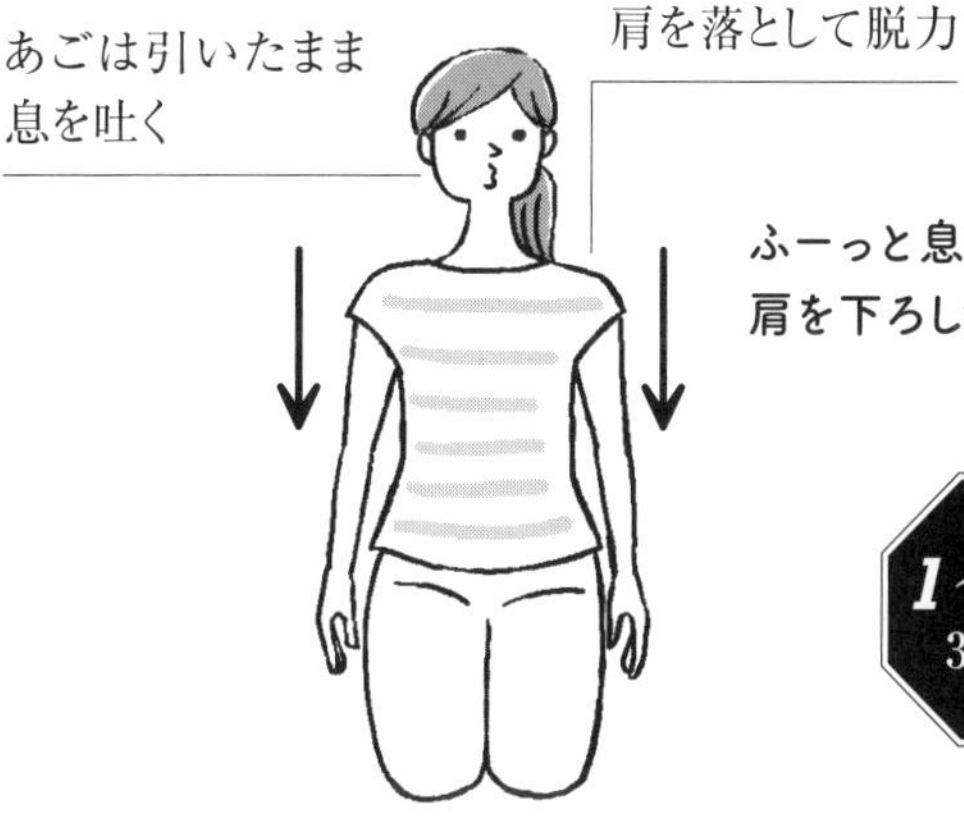

あごは引いたまま
息を吐く
肩を落として脱力

2

ふーっと息を吐きながら肩を下ろして脱力する。

1〜2を3セット

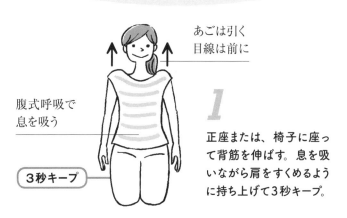

症状別！
エクササイズ
03

肩こり・腰痛・便秘改善

キャット＆ドッグ

猫と犬の姿勢を交互にとることで背骨や骨盤などを動かし、筋肉をほぐします。肩こりや腰痛はもちろん、腸の働きも高まり便秘を改善します。

1 両手を床につき、膝を曲げて四つばいの姿勢になる。

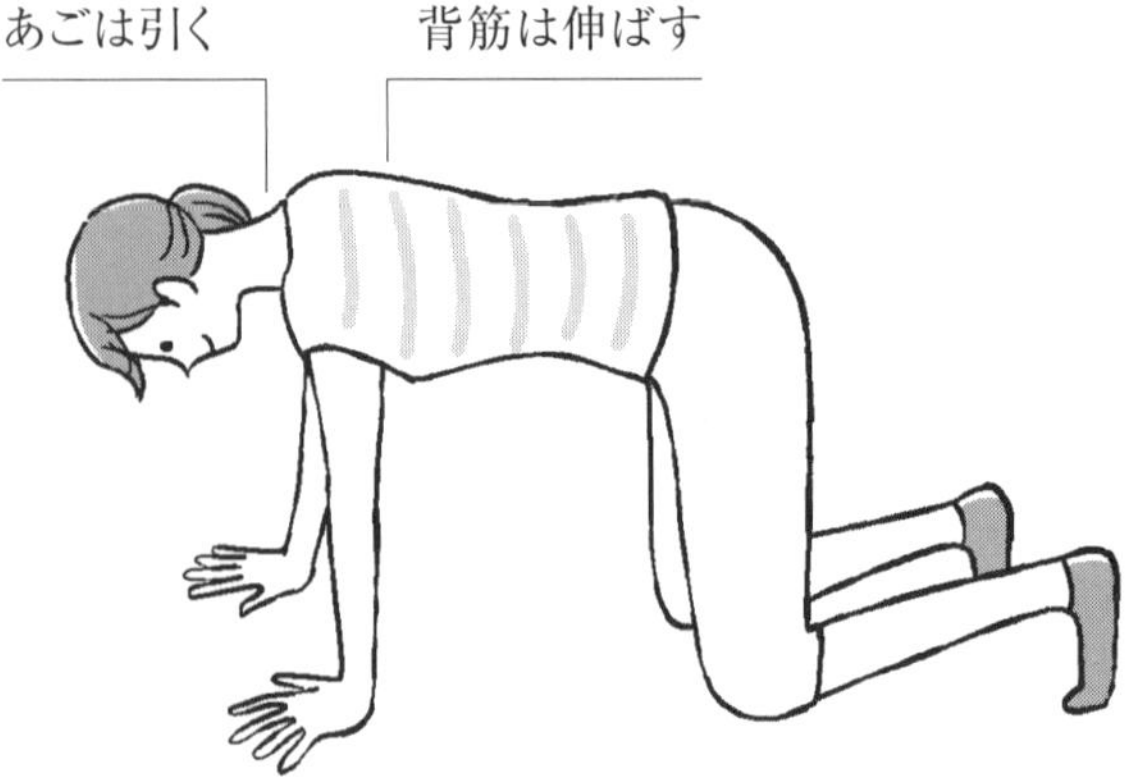

あごは引く
背筋は伸ばす

Point

しなやかな身体をつくる

お腹を意識しながら、背骨や骨盤、そのまわりの筋肉を動かします。身体がしなやかに動くようになれば、血液循環もよくなります。

2 お腹に力を入れて引っ込めながら ゆっくり背中を丸める。

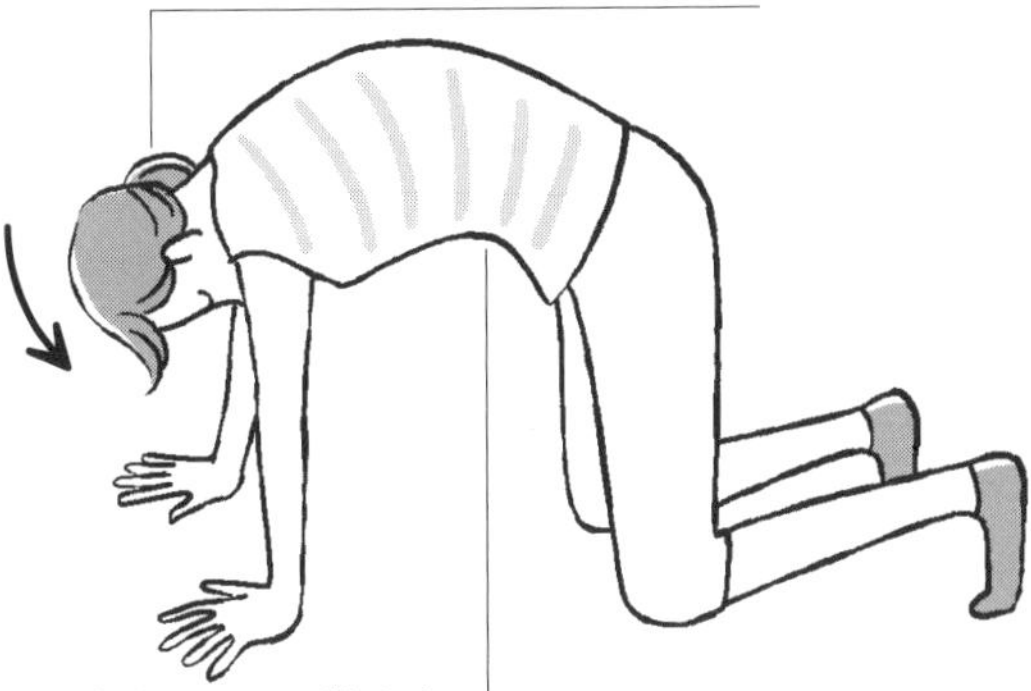
あごを引いて頭は中に入れる
お腹に力を入れて背中を押し上げる

3 ゆっくり戻し、肩甲骨を寄せながら胸を前に出し、骨盤を突き出すように動かして背中を反らす。ゆっくり元に戻す。

肩甲骨を寄せる
骨盤を動かして背中を反らす

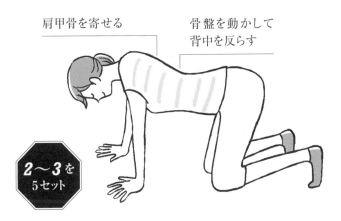

2〜3を5セット

症状別！
エクササイズ
04
★★★

腰痛・猫背改善

両膝倒し

両膝を左右に倒し股関節を動かすことで、
骨盤を整えて背骨をほぐし、猫背や腰痛を改善します。

1 床に坐骨をつけて座り、膝を曲げて足を肩幅に開く。手は身体の後ろに置く。

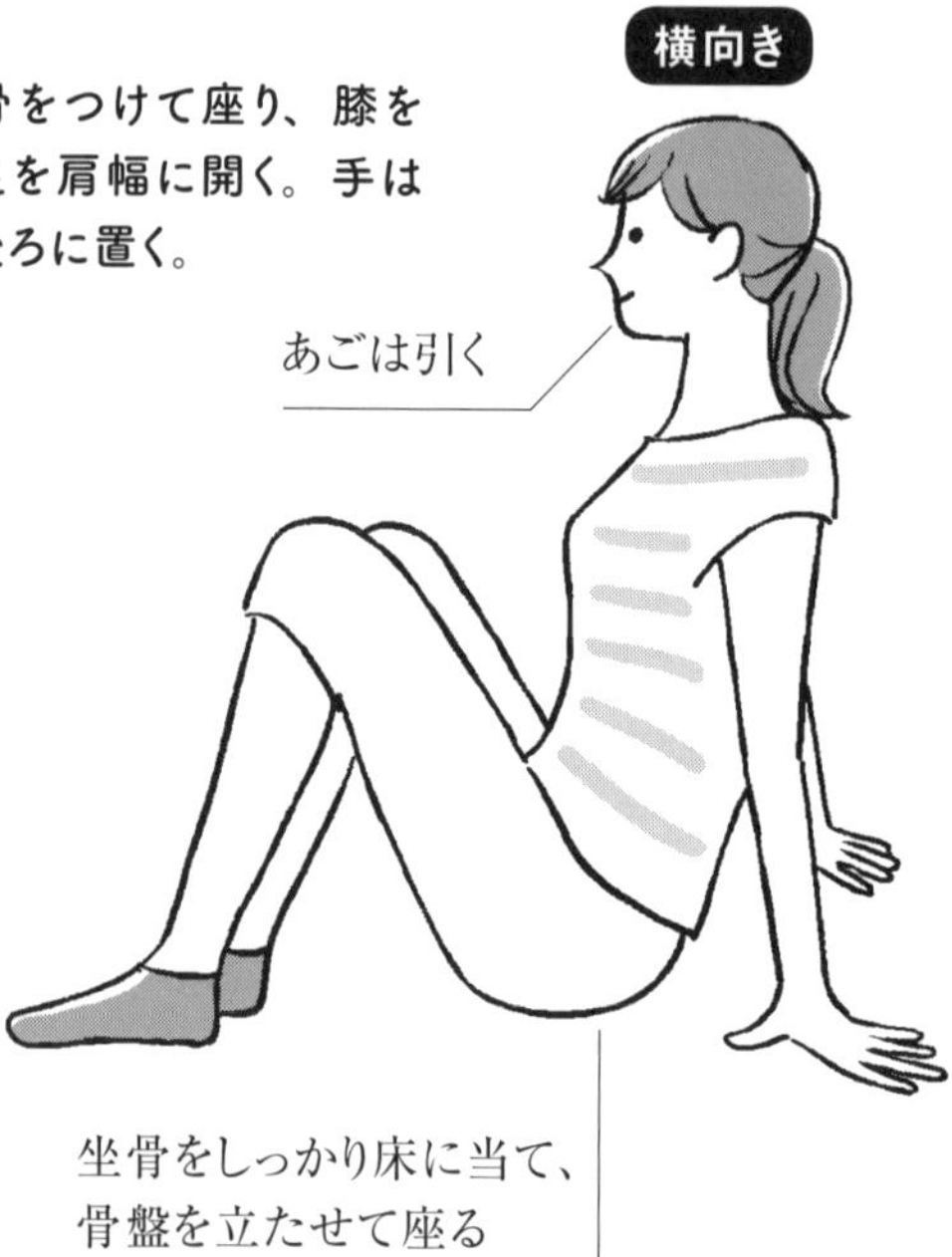
横向き
あごは引く
坐骨をしっかり床に当て、
骨盤を立たせて座る

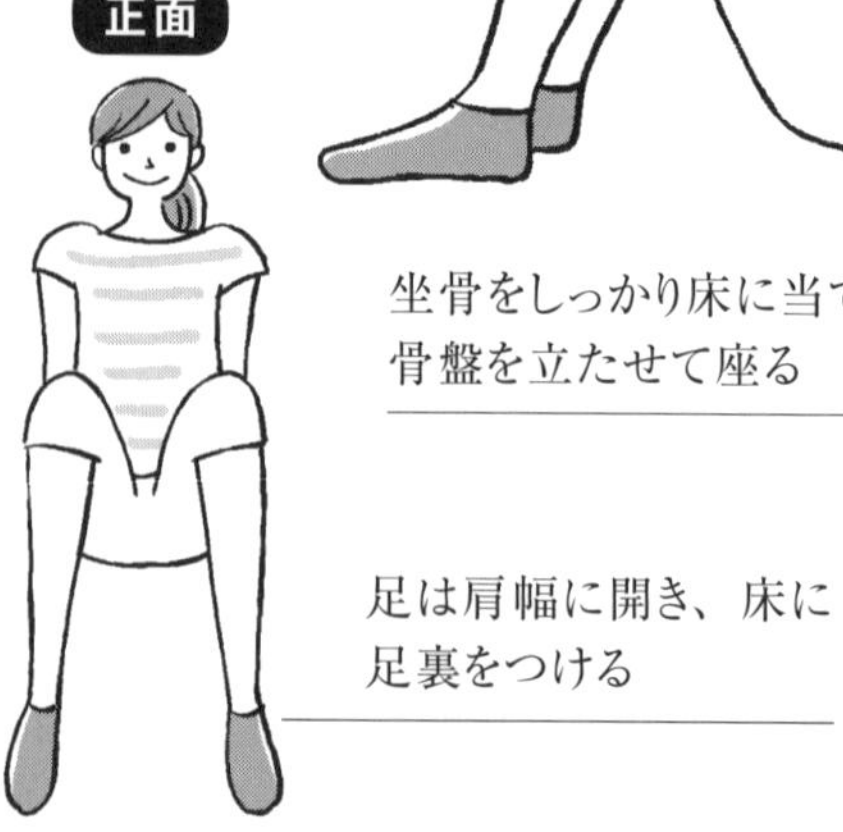
正面
足は肩幅に開き、床に
足裏をつける

2 両膝を右側にゆっくり倒す。

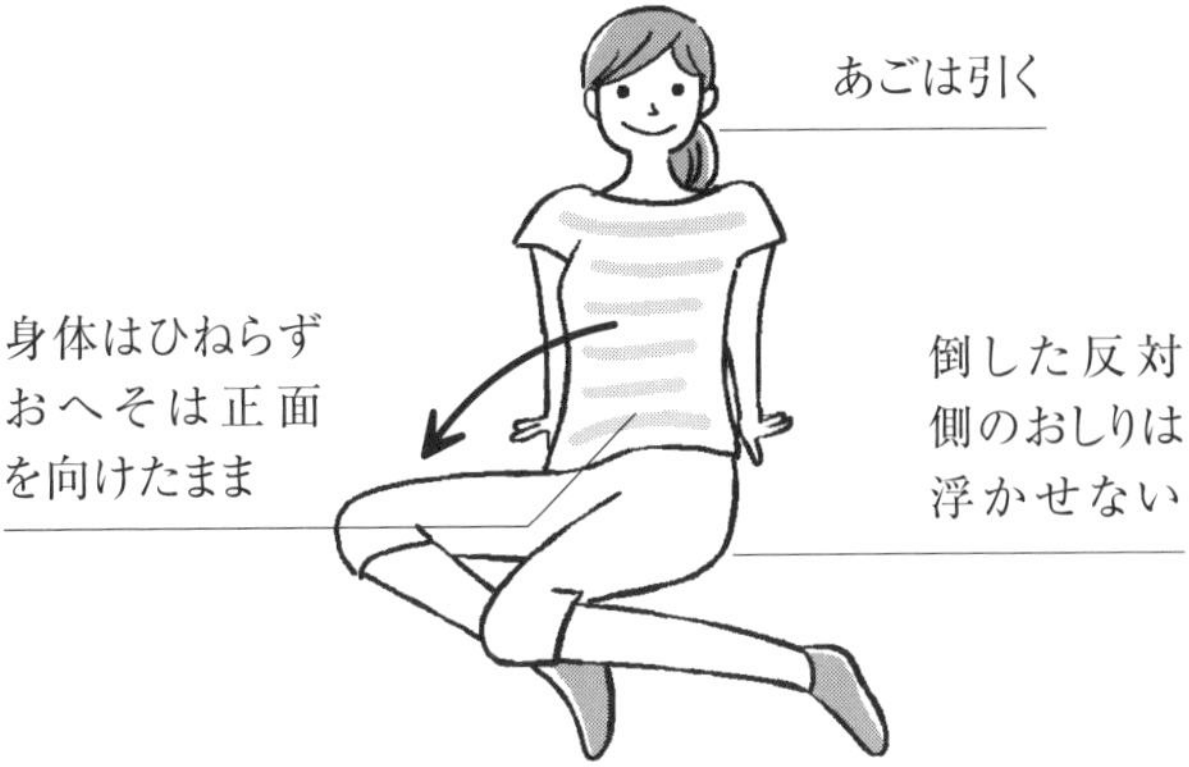
あごは引く
身体はひねらず
おへそは正面
を向けたまま
倒した反対
側のおしりは
浮かせない

3 ゆっくり元に戻し、両膝を左側に倒す。

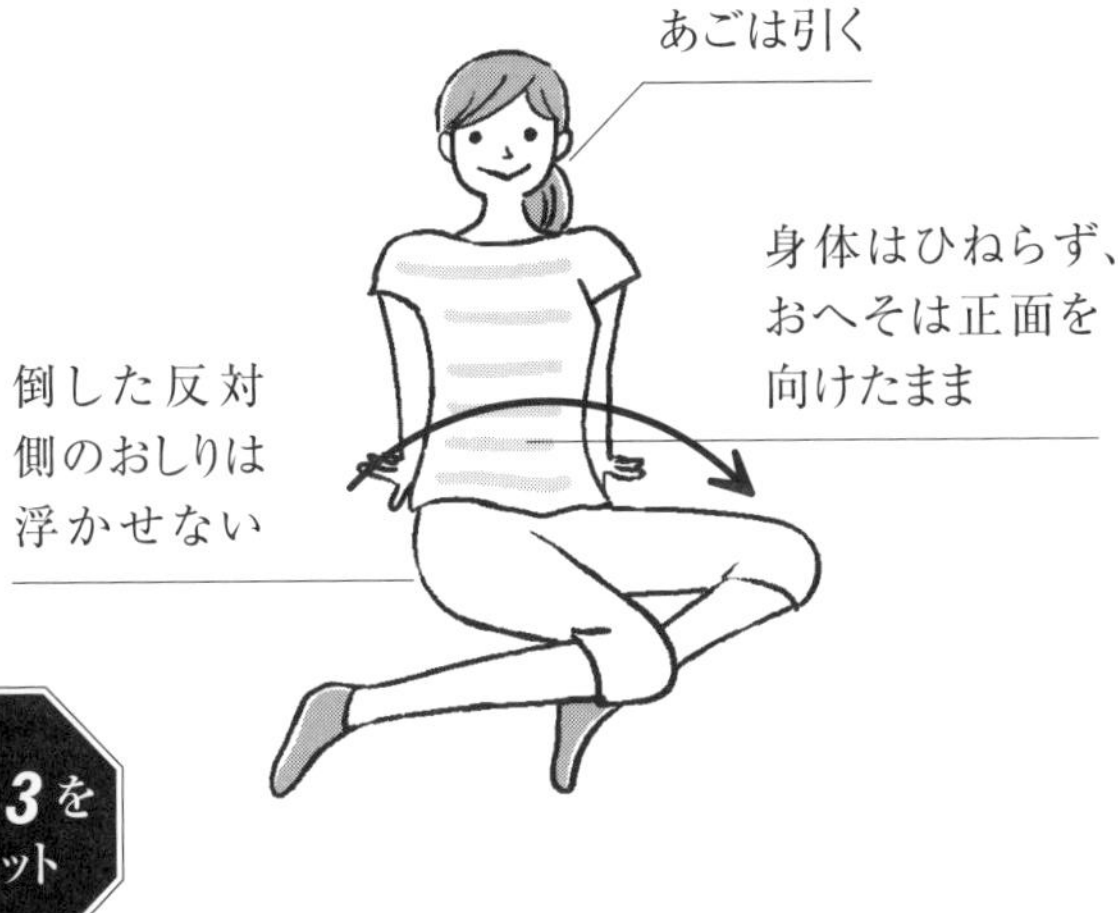
あごは引く
身体はひねらず、
おへそは正面を
向けたまま
倒した反対
側のおしりは
浮かせない

2〜3を 5セット

症状別！
エクササイズ
05

腰痛・猫背改善

トランクローテーション

内側に巻き込んでいる肩を気持ちよく開き、
胸まわりを柔軟にします。骨盤にも働きかけるので、
腰痛予防にも効果的。

1 両手を床について膝を曲げ、四つばいの姿勢になる。

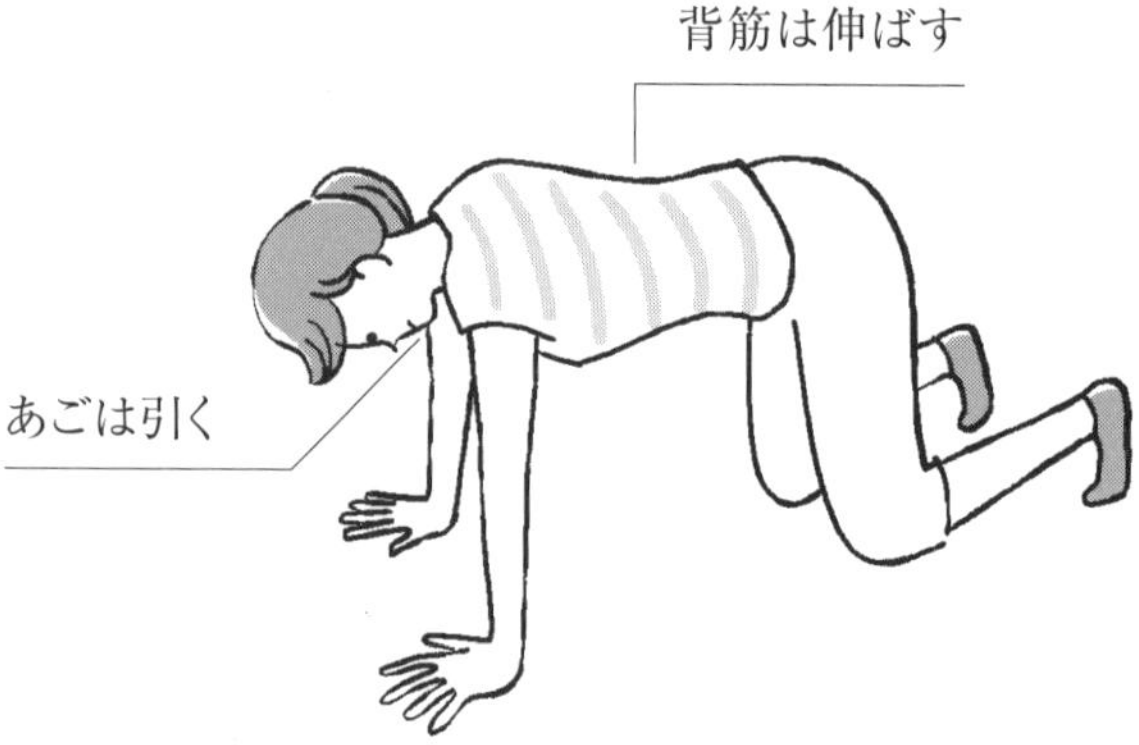
背筋は伸ばす
あごは引く

Point

歳を重ねると硬くなる胸まわりの筋肉

高齢になると呼吸が浅く、息苦しさを感じるのは、呼吸に必要な筋肉が硬くなるから。胸のまわりを開く体操で柔らかくしましょう。

2 左手を耳の上あたりに添える。

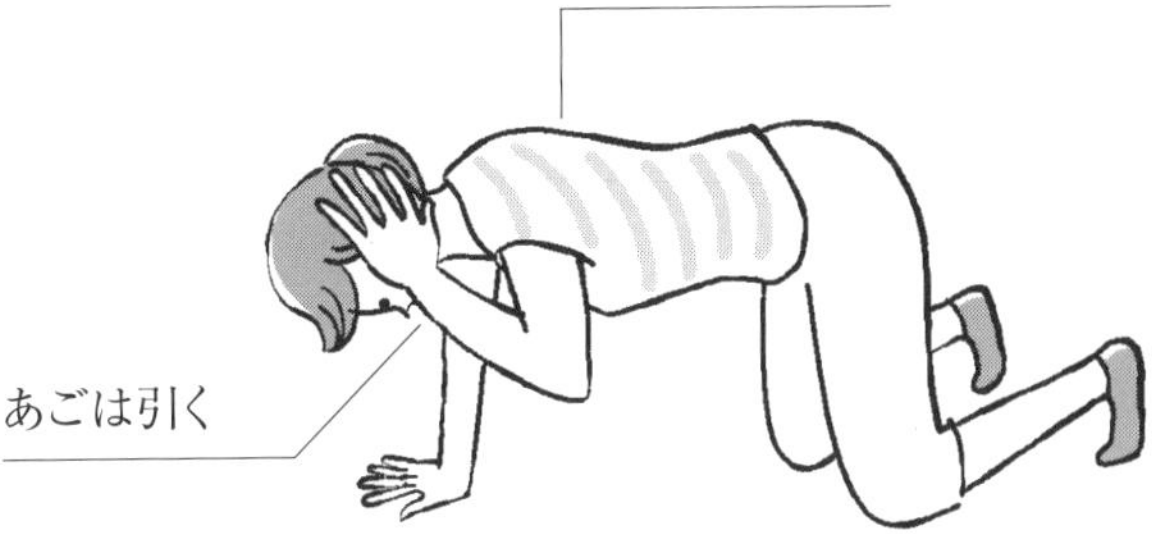
背筋は伸ばす
あごは引く

3 おへそを下に向けたまま、ウエストから上半身だけをひねる。反対側も同様に行う。

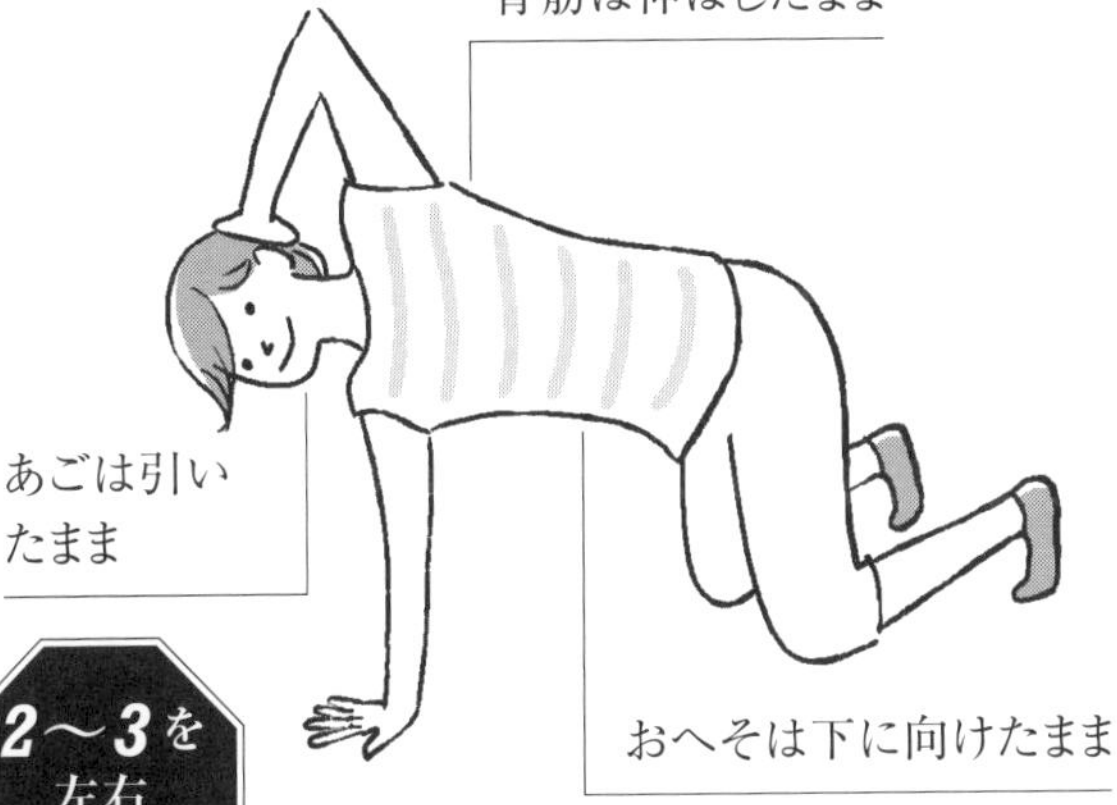
背筋は伸ばしたまま
あごは引いたまま
おへそは下に向けたまま

2〜3を
左右
5セット

症状別！
エクササイズ
06

下腹ぽっこり、便秘改善・ウエストのくびれ

クロス腹筋

お腹まわりの筋肉をバランスよく鍛えるエクササイズです。
身体をひねるので、ウエストのくびれもくっきりに！

1 床に坐骨をつけて座り、両膝をつけて曲げる。
手は胸の前でクロスする。

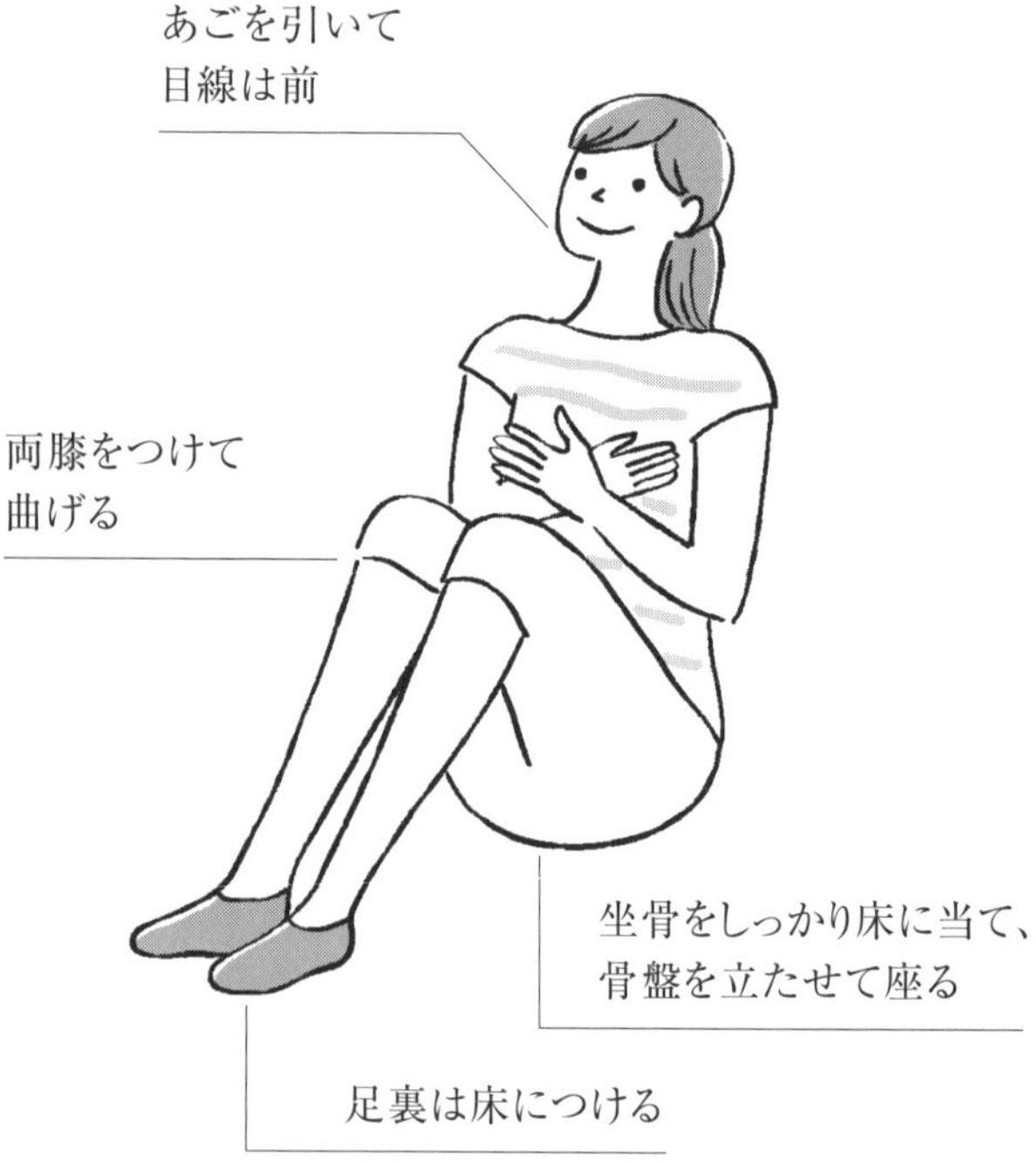

あごを引いて
目線は前
両膝をつけて
曲げる
坐骨をしっかり床に当て、
骨盤を立たせて座る
足裏は床につける

2 背筋を伸ばしたまま身体を後ろに45度倒す。

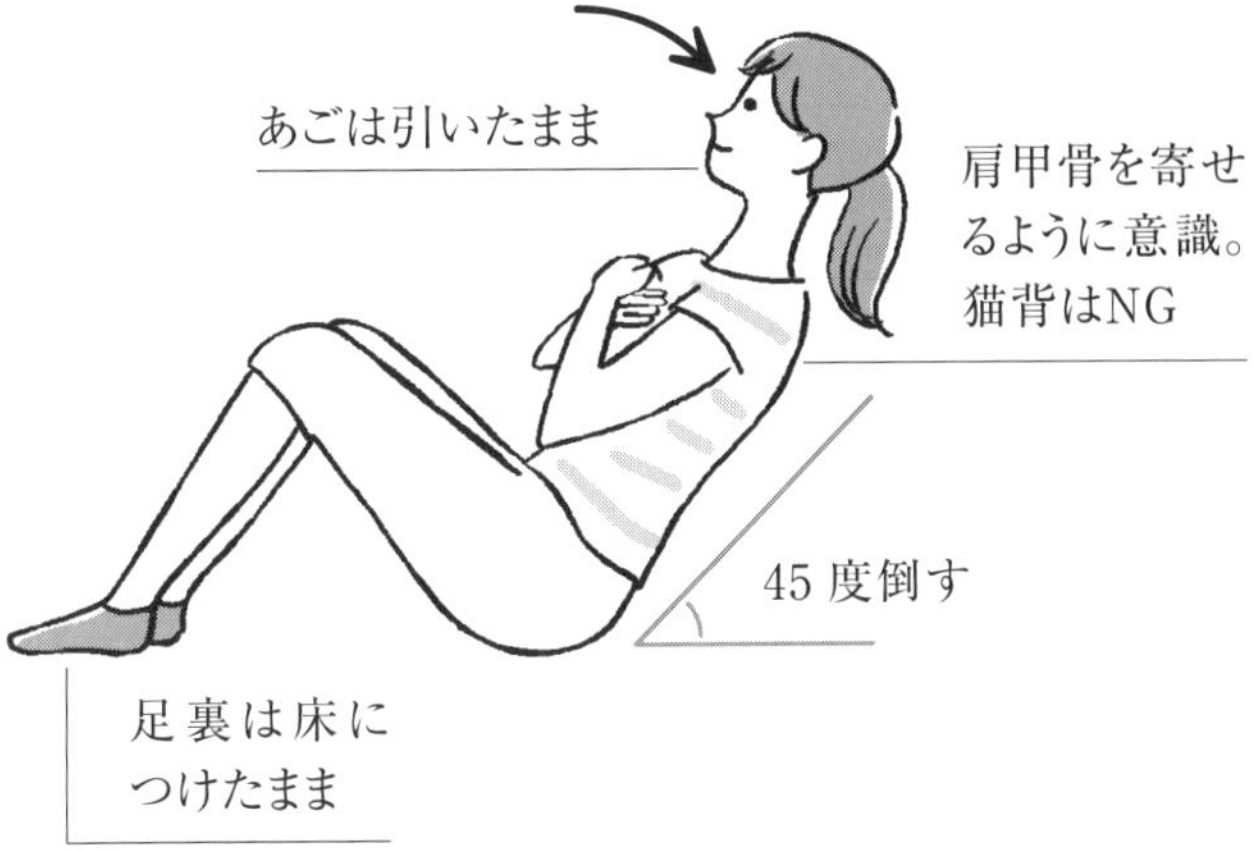
あごは引いたまま
肩甲骨を寄せるように意識。猫背はNG
45度倒す
足裏は床につけたまま

3 左の肘を右の膝に近づけるように身体をねじり、元に戻す。反対側も同様に行う。

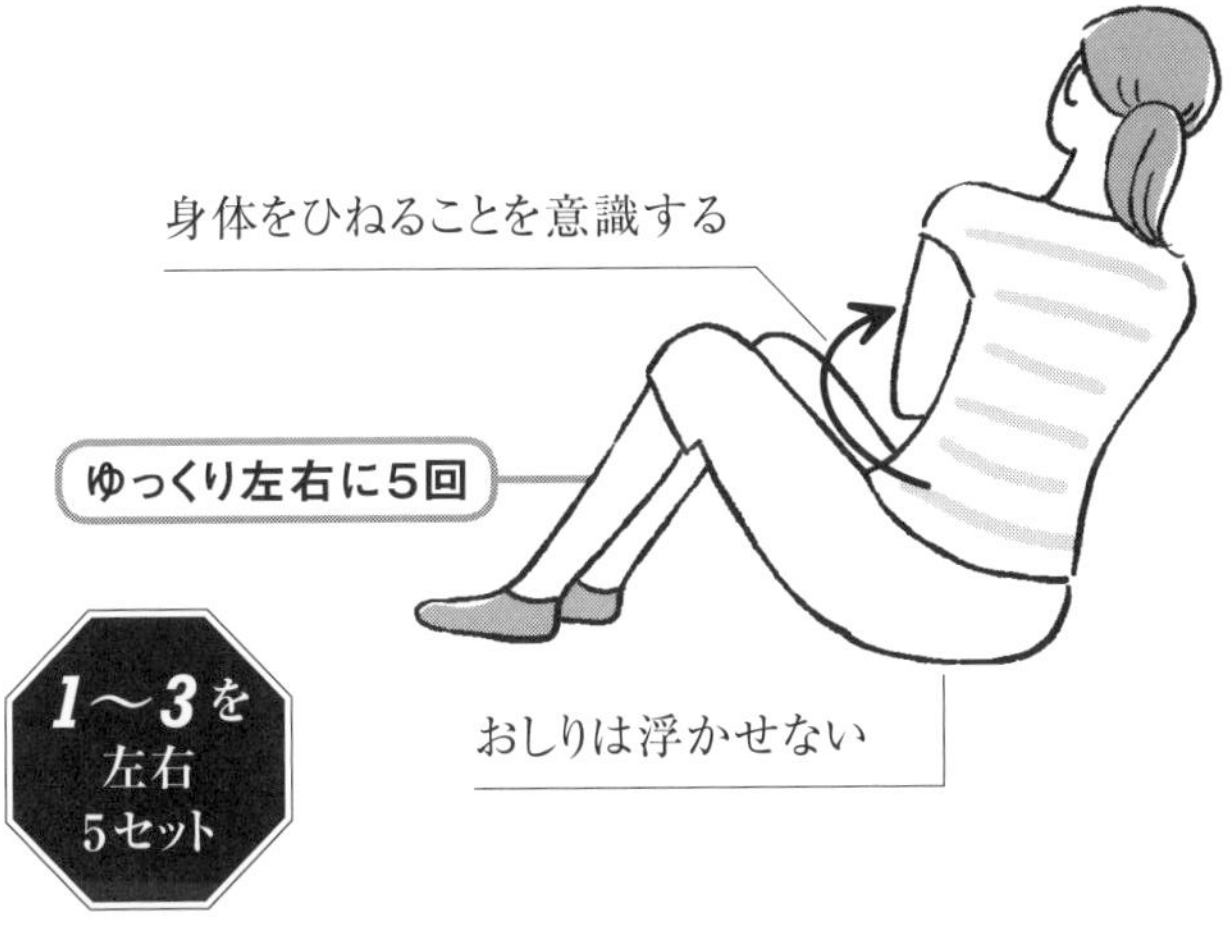
身体をひねることを意識する
ゆっくり左右に5回
おしりは浮かせない
1〜3を左右5セット

症状別！
エクササイズ
07
★★★

下腹ぽっこり改善・ヒップアップ

ロケット

お腹やおしり、骨盤まわりの筋肉を鍛えます。
初めはこの通りにできなくても大丈夫。
トレーニングを重ねましょう！

1 両膝を立てて仰向けになる。

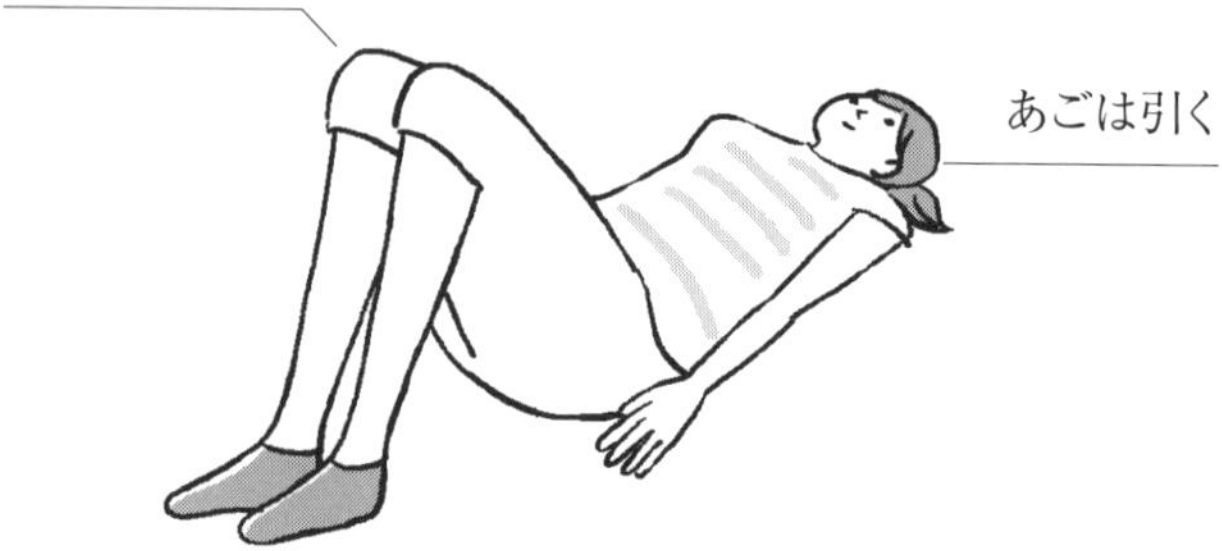
両膝をつけて
曲げる
あごは引く

2 両膝をお腹に近づけておしりを浮かし
股関節を曲げる。

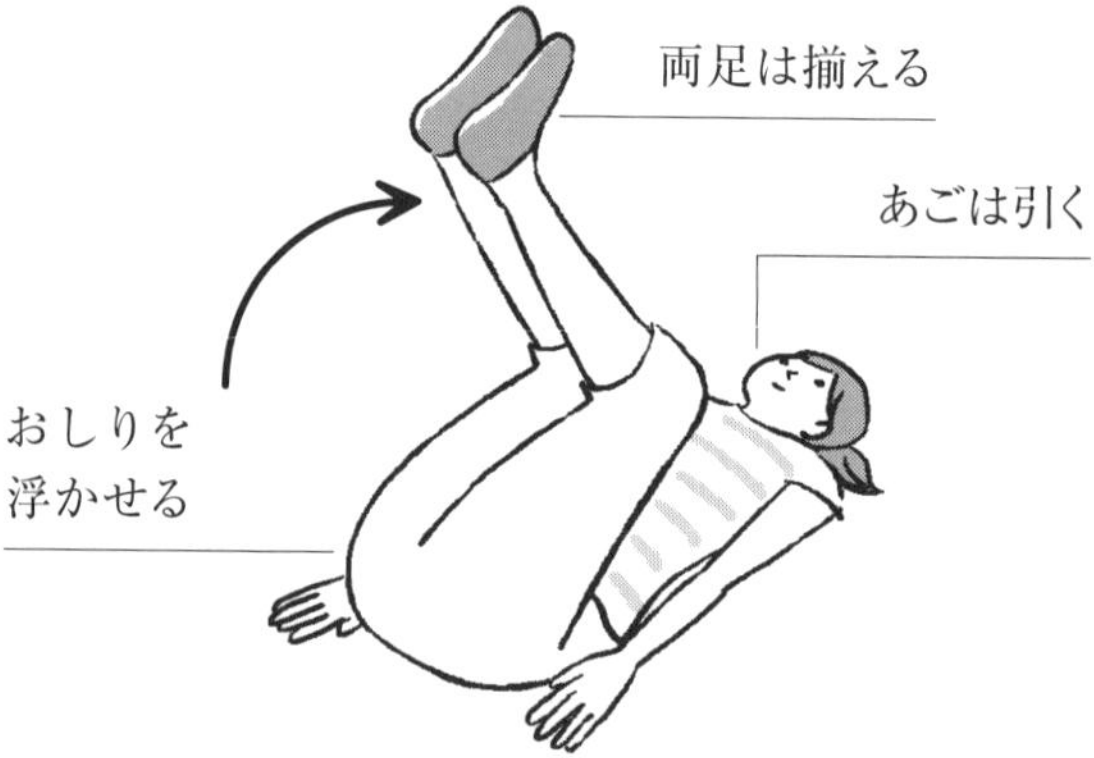
両足は揃える
あごは引く
おしりを
浮かせる

3 おしりと足を天井に向けて伸ばし、5秒キープ。ゆっくり*1*に戻す。

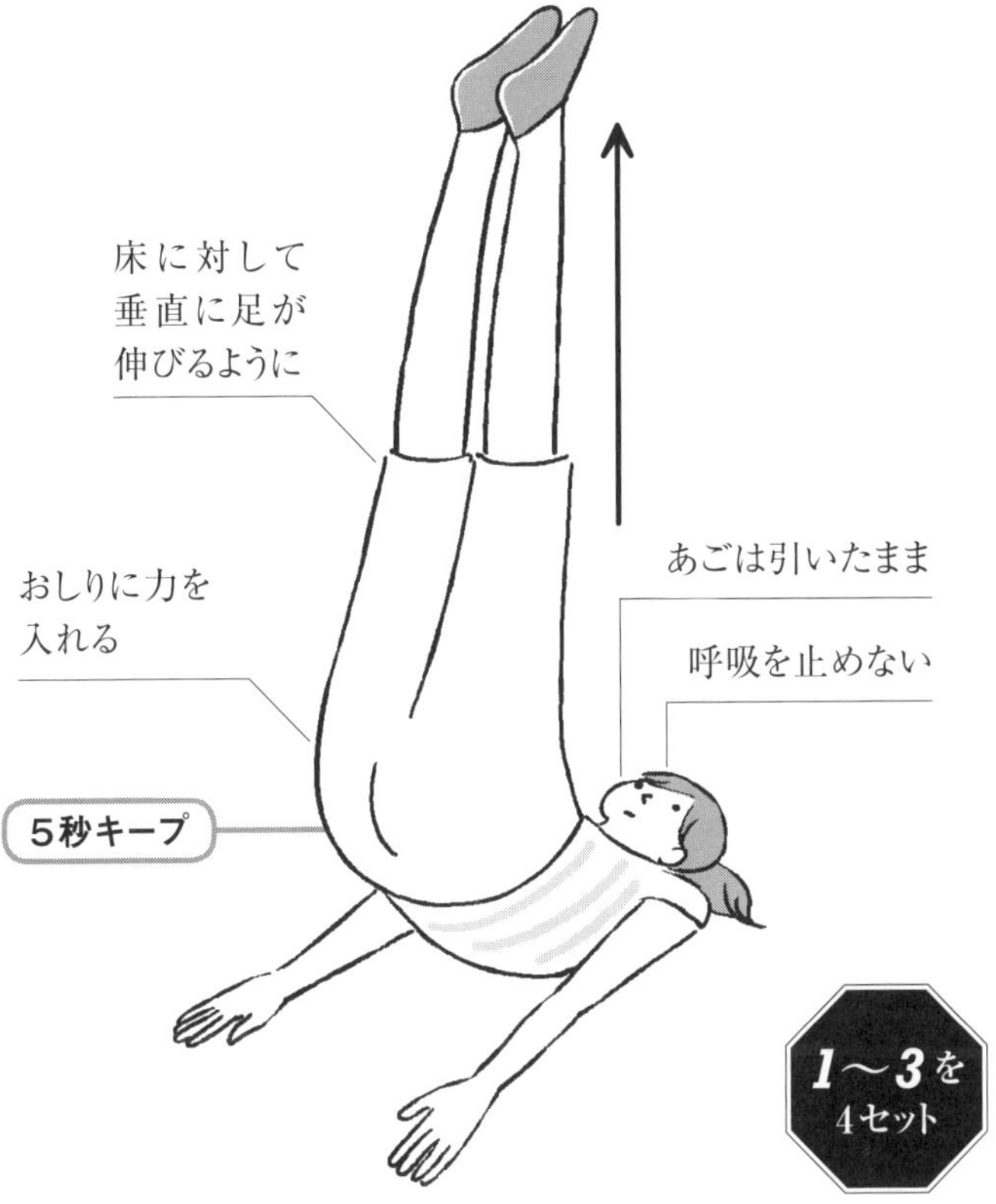
床に対して
垂直に足が
伸びるように
あごは引いたまま
おしりに力を
入れる
呼吸を止めない
5秒キープ
1〜3を
4セット

Point

このポーズが難しい人は……

決して無理はしないこと。できない人は、両膝を曲げたままおしりを浮かすだけでOKです。それができるようになったら、少しずつ足を伸ばしていきましょう。

症状別！
エクササイズ
08
★★★

下腹ぽっこり改善・ヒップアップ

ワイドスクワット

骨盤底筋と一緒にお腹とおしり、太ももの筋肉が鍛えられます。骨盤が安定して身体が引き締まり、スタイルがよくなります。

1 肩幅よりやや広く足を開く。背筋を伸ばし、手を胸でクロスする。

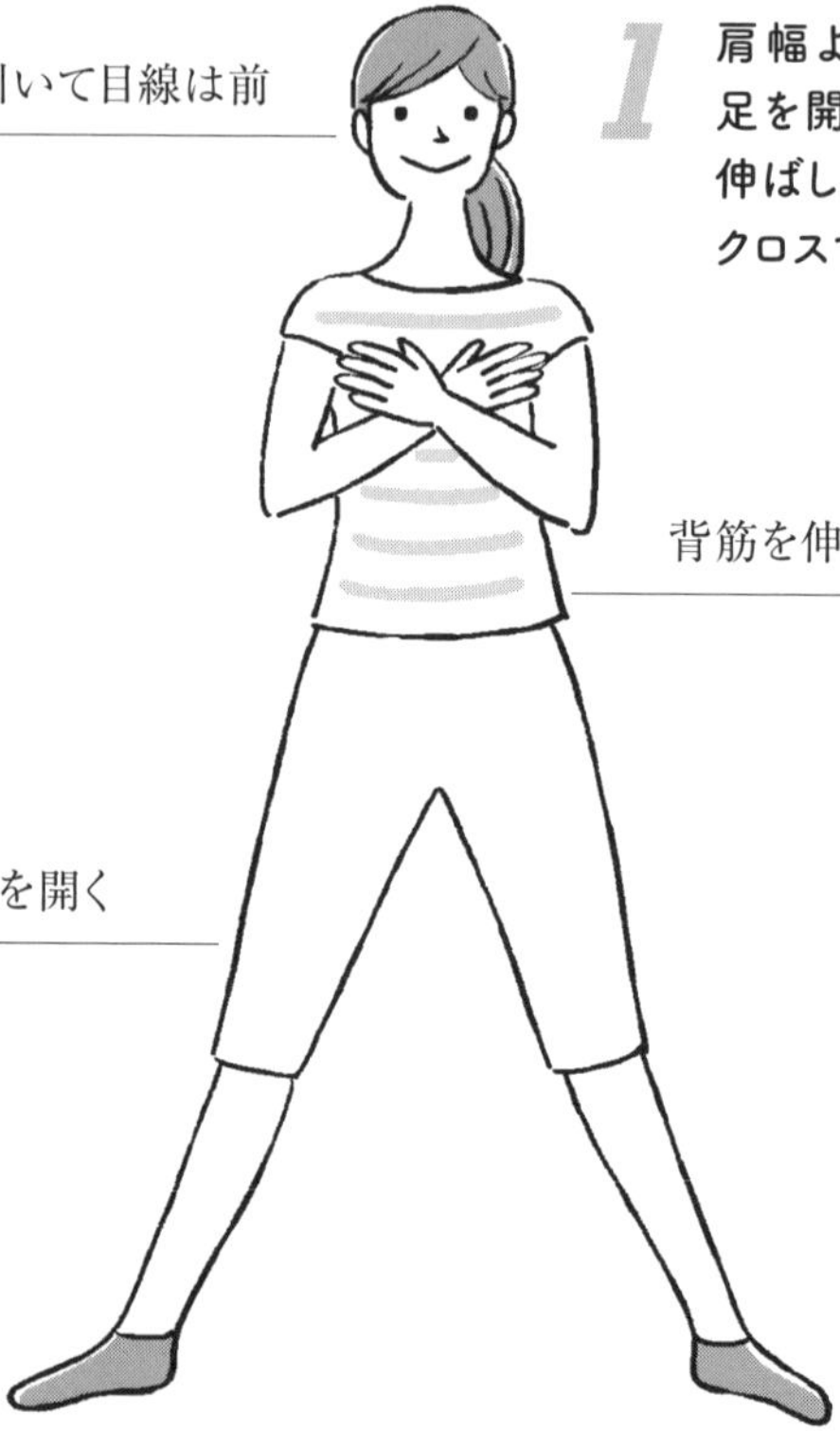
あごを引いて目線は前
背筋を伸ばす
大きく足を開く

2 膝がつま先よりも前に出ないようにゆっくりおしりを下げて5秒キープ。ゆっくり元に戻す。

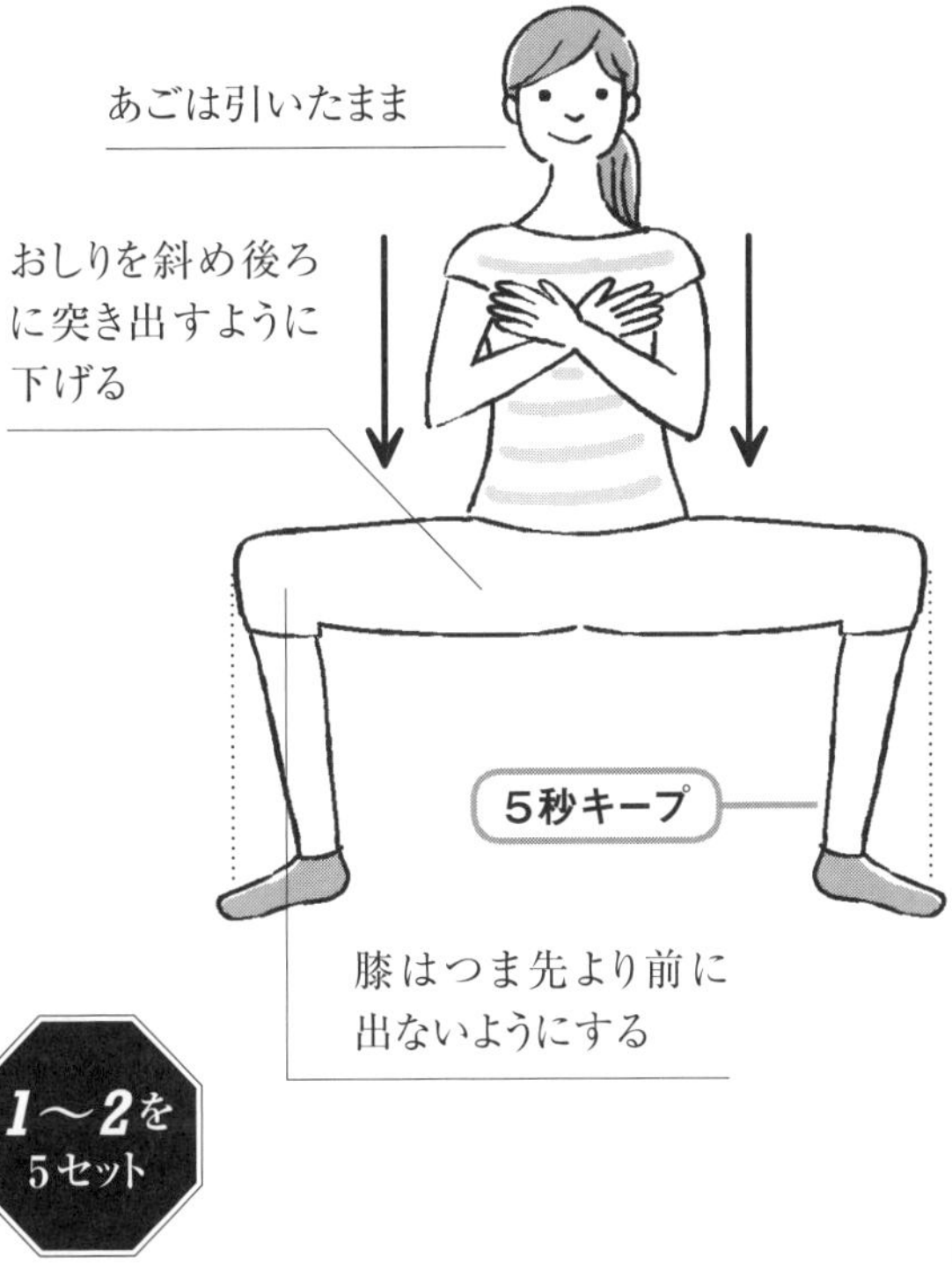

あごは引いたまま
おしりを斜め後ろに突き出すように下げる
5秒キープ
膝はつま先より前に出ないようにする

1～2を5セット

Point

おしりを突き出すのがポイント

おしりを斜め後ろに突き出すように下げれば、膝がつま先より前に出ることもなく、しっかり負荷がかけられます。難しい人は無理をせず、できるエクササイズで筋肉を強化してから行いましょう。

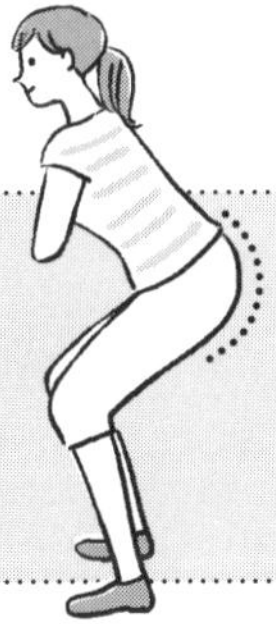

Column 4

LINEアプリを上手に使って楽しく骨盤底筋を鍛えましょう！

骨盤底筋育成LINEアプリ「キュットちゃん」をご存知ですか？　Part 4で登場する関口由紀先生と私が共同で開発に参加した、骨盤底筋や尿もれ改善をサポートする健康管理アプリです。体重や生理、尿もれなどをアプリに記録すると、あなたのタイプにあった骨盤底筋エクササイズや情報をキャラクターのキュットちゃんが提供してくれます。会話型だから、気軽に尿もれの悩みを相談することもできて、使えば使うほどキュットちゃんが成長。毎日楽しく骨盤底筋を鍛えながら尿もれ改善ができる、日本初の育成型健康管理アプリです。ぜひ試してみてください。

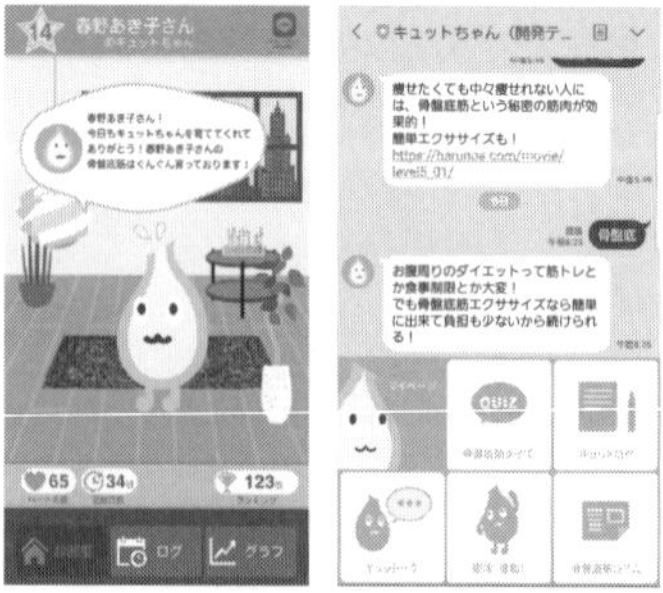
春野あき子さん！
今日もキュットちゃんを育ててくれて
ありがとう！春野あき子さんの
骨盤底筋はぐんぐん育っております！
65
34
123
ログ
グラフ
キュットちゃん（開発テ…
痩せたくても中々痩せれない人には、骨盤底筋という秘密の筋肉が効果的！
簡単エクササイズも！
骨盤底
お腹周りのダイエットって筋トレとか食事制限とか大変！
でも骨盤底筋エクササイズなら簡単に出来て負担も少ないから続けられる！
QUIZ

キュットちゃんと対話しながら楽しくエクササイズ。骨盤底筋や尿もれに関する情報も盛りだくさん。

失禁予防・骨盤底筋育成LINEアプリ『キュットちゃん』2020年1月中旬サービス開始

Part 4

尿トラブルを解決して日常生活を快適に過ごす

国民の810万人が悩んでいる尿トラブル

大笑いをしたら、思わずもらしてしまった。あわててトイレに駆け込んだのに、間に合わなかった。トイレにかけこみホッとしたのも束の間、また尿意が……。

P18の「尿もれの悩み」アンケートでも女性の約7割の人が悩んでいた尿トラブル。**日本排尿機能学会の調査でも、「トイレが近い（＝頻尿）」「トイレまで我慢するのが大変（＝尿意切迫感）」という症状に悩んでいる人は、国内に810万人**もいると推定されています。なんと、その数は糖尿病の患者数*約329万人より多いのです。

Part2でも説明した通り、尿もれは骨盤底筋の衰えと深く関わっています。そこで、この章では、女性泌尿科の医師、関口由紀先生に、専門的な立場から尿もれなどの尿トラブルについて詳しく説明してもらいました。

＊2017年糖尿病患者調査／厚生労働省調べ

過活動膀胱の保有率

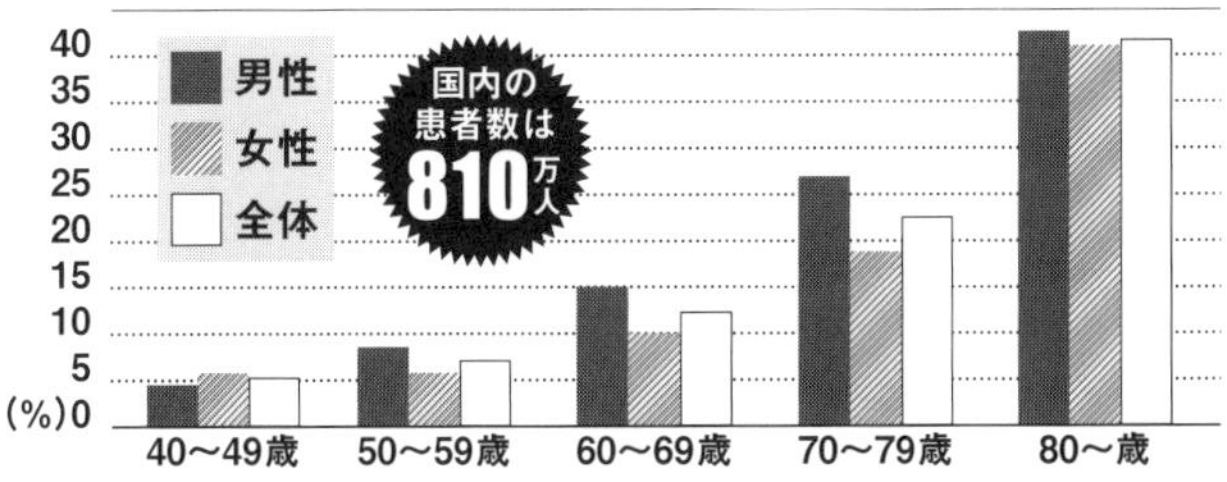
男性
女性
全体
国内の
患者数は
810万人
40
35
30
25
20
15
10
5
(%)0
40〜49歳
50〜59歳
60〜69歳
70〜79歳
80〜歳

40歳以上の方の12.4%が、頻尿や尿意切迫感があり、これを人口にあてはめて計算すると、国内の過活動膀胱の患者数は810万人となります。
「排尿に関する疫病的研究」日本排尿機能学会誌 14:266-277(2003) より

男女ともに多い尿トラブルの悩み

尿トラブルは女性ばかりでなく、男性にも見られます。男性の場合は60代以降に増え始め、70代では5人に1人が悩まされています。

尿トラブルといってもタイプがあり、男女ともに多いのが「夜間頻尿」。睡眠中に尿意を感じて何度も目を覚ましてしまう症状です。逆に、日中頻繁に尿意をもよおす「昼間頻尿」を経験している人も少なくありません。

男性は、残尿感や尿がもれそうな尿意切迫感を訴える人が多いのに対し、女性は、実際にもらしてしまうことが多いのが特徴。これには、男性と女性の身体の構造の違いが関係しています。

女性に尿トラブルが多いワケ

女性が尿もれしやすいのは、骨盤の大きさの違いや、出産や女性ホルモンの減少で骨盤底筋が弱まりやすいという理由のほかに、尿道の構造が上げられます。**成人男女の尿道の長さは、男性が約15～25㎝に対し、女性はわずか４～６㎝。**しかも、男性は尿道の先が逆Ｌ字型に曲がっていますが、女性は一直線に下がっているため、骨盤底筋が衰えているところに腹圧がかかると、ストレートに尿がもれてしまうのです。蓄尿時に尿道を閉じたり、排出時に尿道を開いたりするのは骨盤底筋です。その筋力が衰えれば内臓を支える力が低下し、膀胱や尿道が下がって過活動膀胱（Ｐ１１５、１２４参照）による尿もれや頻尿が生じやすくなります。さらに**女性には膣や尿道という穴が２つ多く、男性に比べて筋肉量が少ないことも原因の一つです。**

また、ストレスが多い人も要注意。尿を溜めたり排出したり、コントロールしているのは、ストレスの影響を受けやすい「自律神経」です。

キーポイントは「骨盤底筋と自律神経」

腎臓でろ過された尿は、尿管を通って膀胱に溜められます。膀胱に１５０～２５０mℓほどの尿が溜まると、膀胱の筋肉が圧力を感じて「尿が溜まっていますよ」と脳にシグナルを届けます。それが尿意です。そしてトイレに入り、脳がＯＫのサインを出すと、尿道が開いて排泄となります。膀胱から尿道を「下部尿路」といいますが、**そこは尿を溜める働きと、数秒から1分ほどの間に尿を残さず排泄するという、相反する働きを担当しています。この作業をコントロールしているのが「自律神経」です。**

尿を溜めるときは、自律神経が働いて膀胱を緩めて尿を溜め、さらに尿道を固く締めて尿もれを防ぎます。排尿するときもまた自律神経が働いて、尿道を緩ませて膀胱を収縮させることで尿を押し出します。そのため、ストレスを受けて自律神経が乱れると、神経の伝達がスムーズに行われずトラブルを起こします。このように、尿トラブルには、骨盤底筋の筋力と自律神経が大きく関わっているのです。

尿トラブルは「Ｑ《クオリティ》Ｏ《オブ》Ｌ《ライフ》＝生活の質」を低下させる

尿もれや頻尿は、それだけでは死に至るような重篤な病気ではありません。そのため、１９８０年代くらいまでは「治療が必要な病気」とは認識されていませんでした。

しかし、実際に尿もれを経験した人ならわかると思いますが、尿もれや頻尿があると**「外出先で失敗したらどうしよう」「恥ずかしい」「人に会いたくない」**などの思いから行動が制限されて、**生活の質＝ＱＯＬ（自分の身の回りのことが自分でできて、肉体的、精神的、社会的に自分の人生を満足しているかどうか）が低下してしまうこ**とがよくあります。医学界でもそれが重要視されるようになり、ＱＯＬの低下を重くみる医療体制が整えられるようになりました。

しかし、患者さん、特に女性の意識の中には、「尿もれは年齢的な問題で仕方ないこと」という思いがあるためか、痛みやかゆみなどの明らかな身体的な苦痛があれば治療をしようと考えますが、そうでなければ我慢してしまう人が多いのです。

また、**尿トラブルは人に相談しにくい問題でもあり、とりあえず尿とりパッドを用いて日常を過ごし、根本的解決を先延ばしにしたまま過ごしている**ケースも少なくありません。症状を解消・改善できる人たちが、尿もれや頻尿に悩みながらもその問題に向き合わず、生活の質を落としたまま暮らしているとしたら、それはとても残念なことです。

現在では、尿トラブルの原因はかなり解明され、さまざまな対応策が出ています。中でも骨盤底筋を鍛えるエクササイズはとても有効な手段ですが、そのほかにも、食事療法や膀胱トレーニングなど、生活の中で改善できる方法があります。

まずは自分の尿トラブルの状態を把握して、それ以上悪化させないように生活習慣を見直すことが大切です。

骨盤底筋が関わる尿トラブルの種類

ひと口に尿トラブルといっても、さまざまな種類があり、その症状もまちまちです。

中でも、骨盤底筋の衰えや筋力の緩みに関係しているのが①**「腹圧性尿失禁」**、②**過活動膀胱による「切迫性尿失禁」**、③**「頻尿」**、そして④**「骨盤臓器脱」**です。また、女性の場合はホルモン低下で起こる**GSM（閉経関連尿路生殖器症候群）**がありますが、この治療でも骨盤底筋を鍛えることが有効といわれています。

骨盤底筋の衰えが関係している尿トラブル

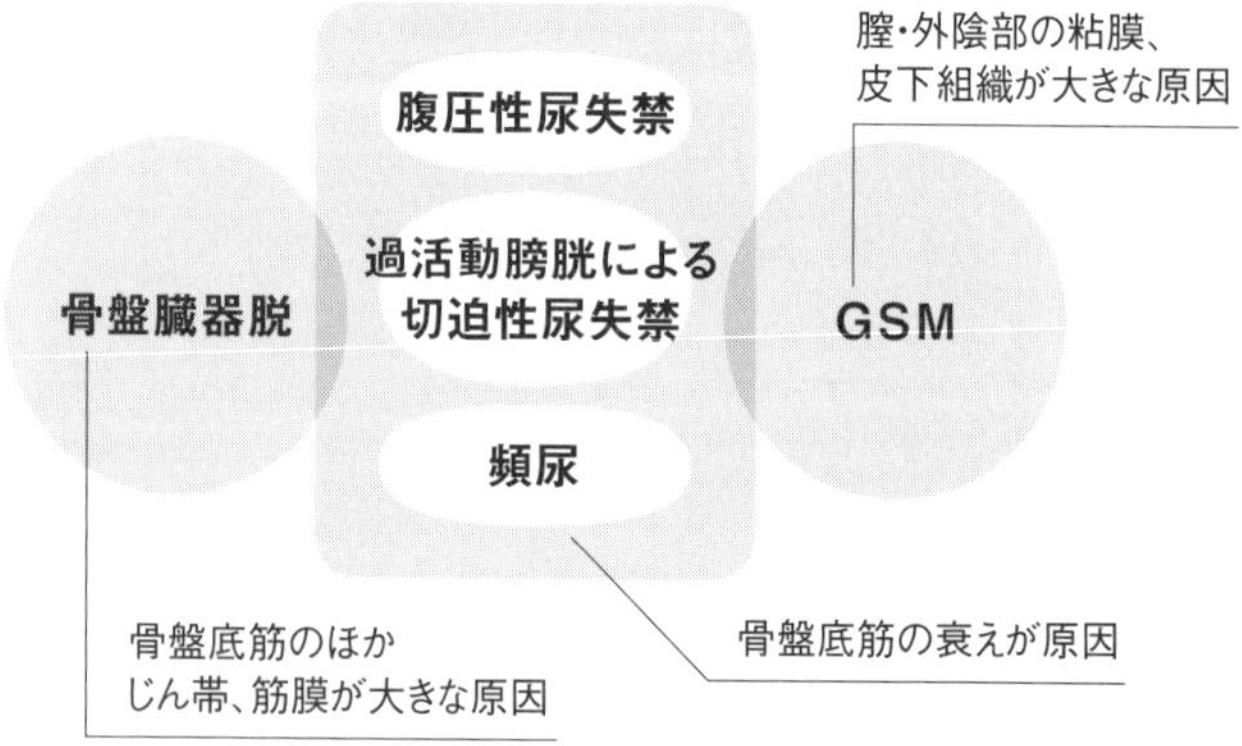

腟・外陰部の粘膜、
皮下組織が大きな原因
腹圧性尿失禁
骨盤臓器脱
過活動膀胱による
切迫性尿失禁
GSM
頻尿
骨盤底筋のほか
じん帯、筋膜が大きな原因
骨盤底筋の衰えが原因

あなたの症状はどれ？　主な排尿障害の症状

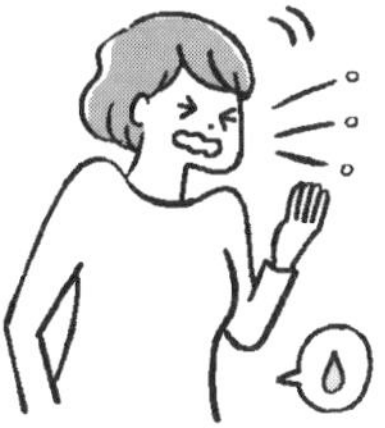

せきやくしゃみ、重い荷物を持ったとき、スポーツをしたときなどに尿がもれる。

▶ ①
腹圧性尿失禁
（P122）

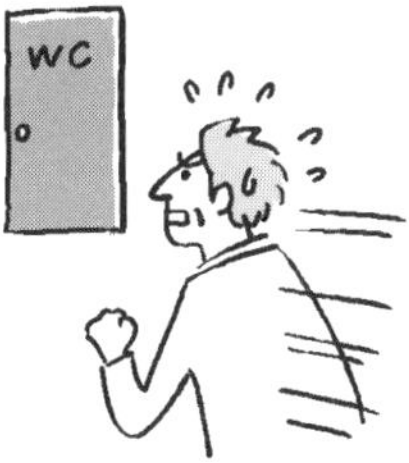

「トイレに行きたい」と感じてから、すぐにトイレに行っても間に合わない。**下着を下ろしているうちにもれてしまう。**

▶ ②
過活動膀胱による切迫性尿失禁
（P124）

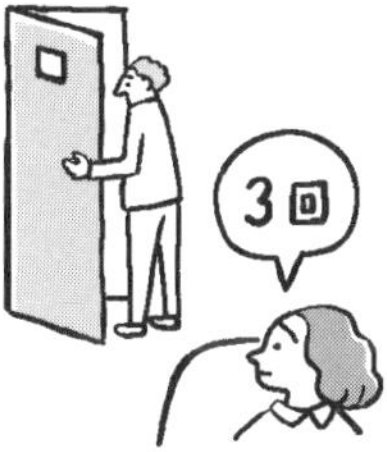

1日に9回以上トイレに行く。緊張したり外出するとトイレが近くなる。**夜トイレに何度も起きて熟睡できない。**

▶ ③
頻尿
（P126）

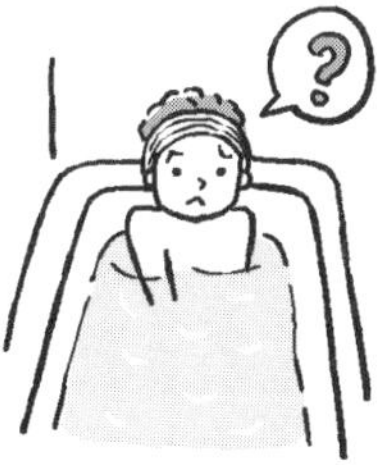

尿の出が悪い。股に異物感がありはさまっているような感じがする。入浴時に**膣から丸いものが出ていて触れる。**

▶ ④
骨盤臓器脱
（P127）

①腹《ふく》圧《あつ》性《せい》尿《にょう》失《しっ》禁《きん》

成人女性の2～5人に1人が経験しているという「**腹圧性尿失禁**」。せきやくしゃみをしたときや、重たい荷物を持ち上げたとき、大笑いしたときなど、お腹に力が入ったときに思わず尿がもれてしまう症状です。40代以上の女性に多い症状ですが、最近は20代、30代の若い女性にも多発しています。

大きな要因は骨盤底筋の衰えです。本来なら、お腹に力が入り腹圧がかかると、その瞬間に骨盤底筋が収縮して尿道が閉鎖されますが、骨盤底筋が弱っているとその収縮バランスが崩れて尿道を閉じることができず、尿もれを起こします。

Ｐ65からの骨盤底筋を鍛えるエクササイズで改善することができますが、それでも症状が好転せず、週に2～3回以上尿もれがあって、下着を取り換える必要があるようなら、泌尿器科を受診しましょう。

「腹圧性尿失禁」のメカニズム

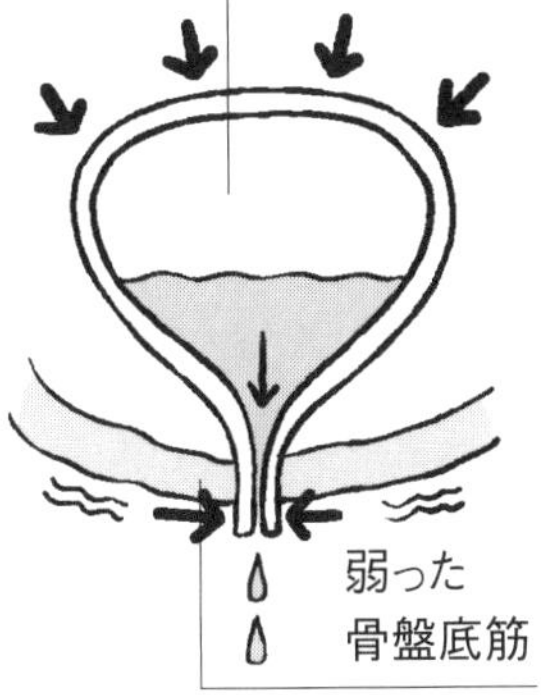

せきやくしゃみをすると、お腹に力が入り、膀胱内の圧力が高くなります。骨盤底筋が正常であれば、腹圧がかかっても骨盤底筋が収縮して尿道を閉じ、尿の排出を防いでくれます。しかし骨盤底筋が衰えていると、尿道を閉じることができず尿がもれてしまいます。

腹圧性尿失禁の原因と改善

原因　**骨盤底筋の衰え**

- 加齢による女性ホルモンの減少や運動不足による筋肉量の低下。妊娠・出産や肥満などが原因で、骨盤底筋が緩んだり傷んだりしている。

予防と改善　骨盤底筋を鍛えるエクササイズ（P65）や膀胱トレーニング（P133）を行う。日常生活で腹圧をかけない（便秘、アレルギーの改善、禁煙、減量など）。排尿日誌をつける（P128）。薬や手術による治療。

アドバイス　妊産婦の尿もれの約9割以上は、身体の回復と同時に軽快しますが、年齢を重ねると再び尿もれを起こすケースが多いのも事実です。骨盤底筋を鍛えるエクササイズ（P65）や膀胱トレーニング（P133）で、骨盤底筋をしっかり回復させましょう。それでも改善が見られない場合は、泌尿器科に受診を。

②過《か》活《かつ》動《どう》膀《ぼう》胱《こう》による切《せっ》迫《ぱく》性《せい》尿《にょう》失《しっ》禁《きん》

40歳以上の8人に1人が発症し、6割以上の人が尿失禁に悩まされている「過活動膀胱」。

過活動膀胱とは、膀胱にある神経が過敏に反応する症状で、突然起こる我慢できないほどの強い尿意を感じる尿意切迫感が特徴です。

ひどくなると、トイレに間に合わない、下着をおろす前にもれてしまうこともあり、このように、**強い尿意があり、実際にトイレに間に合わず尿がもれてしまう症状を「切迫性尿失禁」**と呼びます。

過活動膀胱と切迫性尿失禁・頻尿の関係

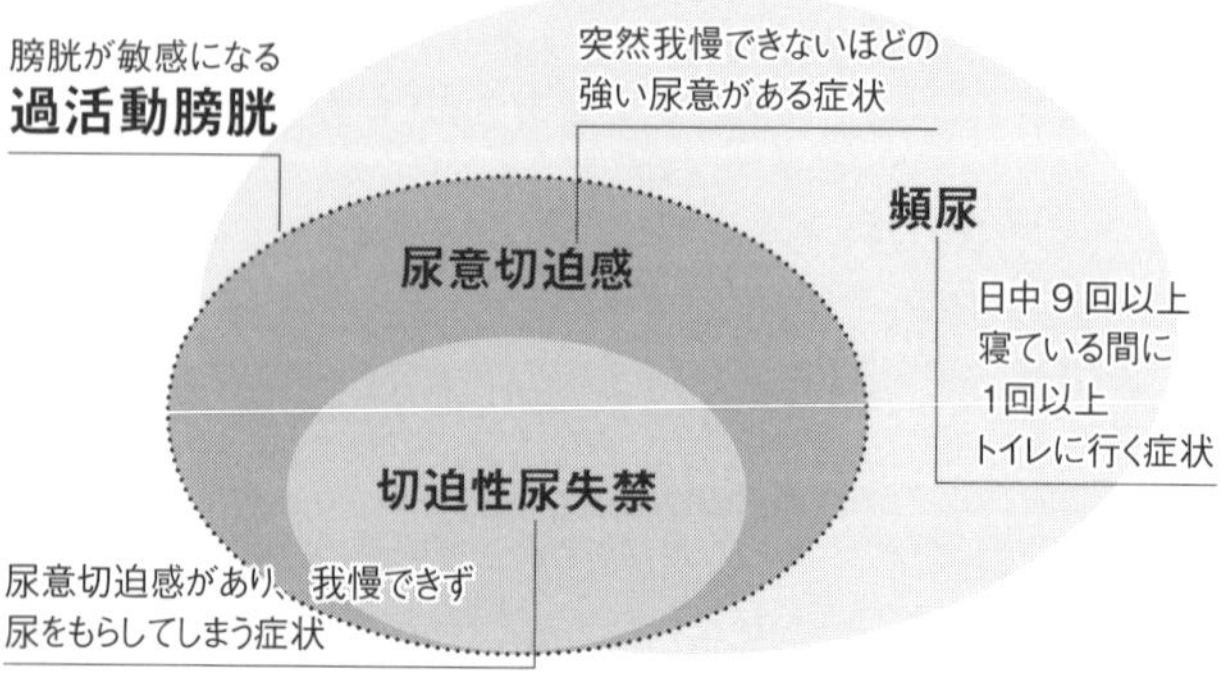
膀胱が敏感になる
過活動膀胱
突然我慢できないほどの
強い尿意がある症状
頻尿
尿意切迫感
日中９回以上
寝ている間に
1回以上
トイレに行く症状
切迫性尿失禁
尿意切迫感があり、我慢できず
尿をもらしてしまう症状

通常膀胱は、尿が溜まると尿意が起こり、尿道が開いて膀胱の筋肉が収縮して尿を排出しますが、「切迫性尿失禁」の場合、膀胱に尿が少ししか溜まっていなくても尿意切迫感が起こり、尿がもれてしまいます。

原因はさまざまで、神経のトラブルや前立腺の病気なども考えられますが、特に女性の場合は、骨盤底筋の衰えが原因とされることが多いでしょう。骨盤底筋のたるみにより膀胱が不安定になるため、尿が十分に溜まらないうちに強い尿意が出てしまうのです。つまり、**過活動膀胱は、骨盤底筋のたるみを心配した「膀胱の悲鳴」**なのです！

切迫性尿失禁・頻尿の原因と改善

原因	骨盤底筋の緩み、またはストレスなどによる精神的なもの。老化、脳、脊髄、膀胱の病気など。原因不明のものもある。
予防と改善	骨盤底筋を鍛えるエクササイズ（P65）や膀胱トレーニング（P133）を行う。排尿日誌（P128）をつけながら規則正しい生活や水分摂取量を見直す。病院での治療としては、内服薬、磁気刺激、電流刺激など。
アドバイス	病院で処方される内服薬の効果は高いのですが、根本的に改善するには、骨盤底筋を鍛えるエクササイズ（P65）や膀胱トレーニング（P133）を一緒に行いましょう。

③頻《ひん》尿《にょう》

通常、**トイレの回数は日中で3～8回、寝ている間は0～1回が正常範囲**です。朝起きてから夜寝るまでの間に、９回以上トイレに行ってしまう症状を「昼間頻尿」といい、夜寝てから朝起きるまでの間に、１回以上トイレに行くことを「夜間頻尿」といいます。もちろん回数は目安で、本人が困っていなければ頻尿とはいいません。

頻尿の原因は、単に水分の摂り過ぎという場合もありますが、前立腺肥大や糖尿病、心臓病や腎臓病、がんなどの病気が要因でなければ、骨盤底筋のたるみで膀胱が刺激され、過活動膀胱によって起こるケースが多いです。ちなみに、尿を溜めると違和感がある場合は、膀胱痛症候群／間質性膀胱炎の可能性があります。

また、自宅では大丈夫なのに、会議の前などトイレに行けない状況になると尿意をもよおし、それが昼間だけ現れる場合は、神経性（心因性）頻尿と診断されます。改善方法としては、骨盤底筋を鍛えるエクササイズ（P65）や、P128からの「排尿日誌」や「膀胱トレーニング」をおすすめしますが、QOLが大きく低下している場合は、泌尿器科を受診しましょう。

④骨《こつ》盤《ばん》臓《ぞう》器《き》脱《だつ》

膣から臓器が出てしまう病気を「骨盤臓器脱」と呼びます。原因は骨盤底筋やじん帯のたるみや損傷で、骨盤の中にある子宮、膀胱、直腸が下がって膣の中に落ち込み、外に飛び出す病気です。股の間に異物感があるなど症状が軽いうちなら、骨盤底筋を鍛えるエクササイズ（P65）や便秘解消、脱を自分で押し戻すなどの方法で進行を食い止めることができますが、臓器が外に出てしまった場合は、ペッサリーと呼ばれるリングを膣の中に入れて臓器の下がりを防ぐ方法や、手術といった治療が必要になります。別の原因が潜んでいる可能性もあるので一度、泌尿器科を受診しましょう。

自分でできる尿トレ①

排尿パターンを知り改善！

「排尿日誌」をつけてみよう！

尿もれがあったりトイレが近いなど、自分の排尿に不安を感じたら、骨盤底筋を鍛えるエクササイズと並行して、「排尿日誌」をつけてみましょう。

排尿日誌とは、水分摂取量や飲み物の種類、排尿した時間や尿の量を測り、記録して自分の排尿パターンをチェックするものです。尿もれのタイミングや排尿間隔を記録することで、自分の症状をより正確に把握することができます。

まずは、Ｐ１５９の排尿日誌（コピーをして使用してください）と、４００㎖ほど入る紙コップを用意します。なければ牛乳パックでもかまいません。コップには１００㎖ごとにメモリをつけておくと便利です。そして排尿のたびにコップで尿量を測り、Ｐ１３０の記入例を参考にして用紙に書き込みます。

できればこれを、２日間続けてください。トイレに行った時間はもちろん、突然尿意を感じる「尿意切迫感」があったり、「尿もれ」があったときは、「尿意」「尿もれ」欄にマル印をつけます。

記録したら、まず排尿回数や量をチェックします。**一般的に正常とされる排尿回数は昼間３～８回、夜間なら０～１回。排尿量は、成人で１日１０００～２０００㎖前後。飲水量の適量も普段の生活なら尿量と同じ、１日１０００～２０００㎖が目安**です。

さらにＰ１３１を見ながら、自分の排尿パターンを確認します。①常に強い尿意があるパターン、②夜間だけ頻尿パターン、③昼間だけ頻尿パターン、④尿もれパターン、⑤水分の摂り過ぎパターンなど、どれにあてはまるかチェックしてください。

日誌をつけたことで、水分を摂り過ぎていることがわかり、摂取量を少なくしたら改善された人や、自分の排尿回数が多かったので、尿意を感じても少し我慢してからトイレに行くようにしたら、頻尿が解消されたという人もいます。

また、病院を受診するときに排尿日誌を持参すれば、診断の目安にもなります。

排尿日誌(記入例)

＊最初は「時間」・「尿意」・「尿もれ」の有無だけでもOKです。
＊「尿意」欄は、強い尿意切迫感がある人は○。切迫感がない軽い頻尿なら△とつけましょう。

3月 1日(木) 起床▶ 7:00 就寝▶ 23:00

時間	尿量(mℓ)	尿意	尿もれ	備考(飲水量・食事・排便など)
6				
7	200	○		起床、日本茶200mℓ
8	50	△		出社 すぐトイレ
9				
10	100	○	○	打ち合わせ中、間に合わず少しもれる
11	50			
12				ランチ、スープ150mℓ
13	150			
14				
15	100	○		麦茶150mℓ
16				
17				
18	100	○		帰宅
19				
20				食事 缶ビール350mℓ
21	150		○	くしゃみで少しもれる
22				
23	150			就寝
24				
1				
2				
3	200	○	○	
4				
5				
合計	1250mℓ	トイレに行った回数:10回		

MEMO(体調など)

喉の渇きあり。便秘でつらい

◀ 記入後は「排尿パターン」をチェックしましょう!

排尿日誌であなたの「排尿パターン」をチェック！
全6パターン（パターン1～3）

排尿日誌で自分の排尿傾向がわかったら、どんな状態か見てみましょう。

1 常に強い尿意があるパターン

- □ **1時間前後で強い尿意がある**
- □ **排尿間隔が短く、1回の排尿量が200mℓ未満である**

アドバイス　尿もれがなくても過活動膀胱を生じている可能性があります。下腹部に痛みや違和感がある場合は、膀胱炎の疑いも。泌尿器科を受診してから骨盤底筋を鍛えるエクササイズ（P65）や膀胱トレーニング（P133）を行い、改善をはかりましょう。

2 夜間だけ頻尿パターン

- □ **昼間は頻尿ではなく、夜間に2回以上トイレに行く**
- □ **就寝後に尿意を感じて目覚めるので、睡眠不足を感じる**

アドバイス　夜間頻尿です。1日の尿量の1/3が夜間に出るものを夜間多尿といいます。QOLの低下も見られますので、一度泌尿器科を受診してから骨盤底筋を鍛えるエクササイズ（P65）や膀胱トレーニング（P133）を行い、改善しましょう。

3 昼間だけ頻尿パターン

- □ **1日の排尿量は1500mℓと正常だが、1回の排尿量は200mℓ前後と少なめ**
- □ **強い尿意切迫感はないが、勤務中や公共交通機関の移動中にトイレに行きたくなる。トイレに行く間隔が短い**
- □ **夜間頻尿はない**

アドバイス　神経性頻尿が疑われます。今すぐ骨盤底筋を鍛えるエクササイズ（P65）や膀胱トレーニング（P133）をスタートさせましょう。

排尿日誌であなたの「排尿パターン」をチェック！

全6パターン（パターン4〜6）

4 尿もれパターン

- 排尿回数は4〜10回ほど
- 動くと尿もれをする。寝ているときや、座っているときは大丈夫
- 日により尿もれの量が大きく違う

アドバイス

腹圧性尿失禁の疑いがあります。骨盤底筋を鍛えるエクササイズ（P65）を行い、改善をはかりましょう。症状が改善しない場合は、泌尿器科を受診しましょう。

5 水分の摂り過ぎパターン

- 2時間以内で小刻みに排尿する
- 毎回の尿量が300〜500㎖あり、1日の排尿量が2000㎖を超える

アドバイス

水分の摂り過ぎが疑われます。摂取量を減らして様子を見てください。改善しない場合は、泌尿器科を受診しましょう。

6 別の病気が潜んでいるパターン

- 排尿間隔にあまり関係なく、喉が渇いて、水分を異常に摂取している
- 1回の排尿量が300㎖を超える。または1日の排尿量が2500〜3000㎖を超えることがある

アドバイス

抗利尿ホルモンというホルモンの異常や、糖尿病のケースが疑われます。一度、受診をしましょう。

＊他の病気の心配がある、排尿回数や排尿量が目安より大幅に差があるなど、不安がある場合は、チェックにかかわらず必ず泌尿器科を受診しましょう。

＼尿もれや頻尿の悩みを解消／

膀胱トレーニングにチャレンジ！

尿もれや頻尿の心配があると、どうしても失敗しないように早めにトイレに行こうとします。しかし、それは逆に膀胱を過敏にしてしまい、たくさんの尿を溜めることができなくなってしまいます。そこで、トイレに行きたいと思ったときに、5分ほど我慢をしてみるというのが膀胱トレーニングです。1週間から1カ月続けることで、尿もれや頻尿の悩みが改善されるはずです。

トレーニングのやり方

STEP 1

尿意を感じたらまずは5分間、トイレに行くのを我慢してみます。これを1週間～1カ月ほど続けます。

STEP 2

1週間無理なくできたら、さらにまた5分間延ばし、トイレに行くのを1週間～1カ月ほど我慢します。

STEP 3

このようにして少しずつ排尿の間隔を増やし、トイレの間隔が2～3時間空くようになれば成功です。

アドバイス

1日に数回我慢をするだけでもOKです。無理をせず、できることから始めて、自信がついてきたらステップアップしましょう。トイレを我慢しているときに、肛門と膣締めトレーニング（P134）を行うとより効果的です。

自分でできる尿トレ②

骨盤底筋を鍛えて尿もれや頻尿を改善！

肛門と膣締めトレーニング

信号を待っているとき、家事をしているとき、立ち話をしているときなど、ちょっとした合間に行えるトレーニングです。肛門と膣・尿道と接する浅い表面の骨盤底筋を刺激するので、尿もれや頻尿が改善でき、**特に「腹圧性尿失禁」や「過活動膀胱による頻尿」に有効で、2〜3カ月続けた患者さんの約7割に改善が見られました。**骨盤底筋を鍛えるエクササイズ（P65）と一緒に行えば、さらに効果はアップするはずです。しかも、肛門と膣・尿道を締めるだけの簡単なトレーニングなので、高齢の方でも安心して行えます。1日に何回でも、ちょっとした合間に行ってみましょう。

立って行うのが難しいようなら、テーブルに手をついて行っても、座ったり、仰向けに寝ながら行っても大丈夫です。毎日の習慣にして尿もれのない生活を送りましょう。

トレーニングのやり方

STEP 1

軽く足を開き、背筋をまっすぐ伸ばして立ち、お腹やおしりを動かさずに、肛門と膣・尿道をキュッと軽く締めたり緩めたりします。（2～3回繰り返す）

STEP 2

肛門と膣・尿道をギューッと2～3秒締めます。その後、ゆっくり緩めて4～6秒リラックス。（2～3回繰り返す）

STEP 3

肛門と膣・尿道を締め、息を吐きながら骨盤底筋を下のイラストのように身体の中に引き上げてから、ゆっくり緩めます。（2～3回繰り返す）

ステップアップ

慣れてきたら「肛門を締める」「膣・尿道を締める」を意識して交互に行うと、骨盤底筋全体が鍛えられるようになります。

STEP 1
肛門を締める

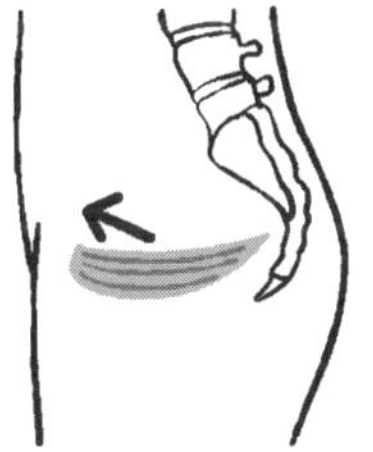

肛門に力を入れておならを止める感じに。

STEP 2
膣・尿道を締める

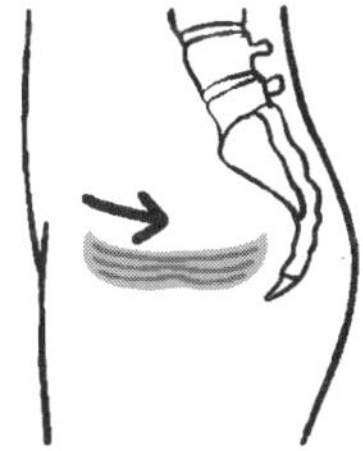

おしっこを途中で止める感じに。

STEP 3
骨盤底筋を引き込む

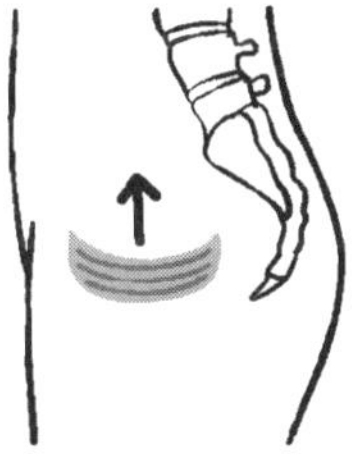

肛門、膣・尿道を息を吐きながら引き上げる感じに。

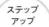

女性だけができる直接触れる
骨盤底筋チェック！

女性の場合は、膣のまわりに触れながら筋肉を動かすことで、その動きや仕組みがわかります。

まずは**膣と肛門の間の会陰《えいん》に中指を置き、排尿を途中で止めるようキュッと力を入れてみます。**次に尾骨を中指で押しながら、排便を我慢するように肛門を締めます。指が奥に引き込まれるような感覚がありましたか？

この2点に触れても動きが感じられなかった人は、膣に指を入れて骨盤底筋を動かしてみましょう。人差し指を第2関節まで膣に入れて、排尿を止めるような動きや、おならを我慢するような動き、膣を締めて持ち上げる動きをしてみてください。さらに左ページにある方法で、骨盤底筋の状態をチェックしてみましょう。

指を使って骨盤底筋をチェック

　筋肉の状態をなかなか自分で確認しづらい骨盤底筋ですが、女性の場合は、筋力を自分の手で確認することができます。状態は○、△、×の3つに分類されます。さて、あなたの状態は?

〈チェックの方法〉

①人差し指と中指を出し、指の間を少し開けて、第2関節まで膣に入れます。

②膣に入れた指を外に開こうとしながら、膣に力を入れて締めます。

▼

〈診断結果〉

○　指を開こうとする力に抵抗するほど、膣をギューッと締められれば、かなり筋力があり、弾力もあっていい状態です。

△　指は開こうとせず、そのままの状態で膣をギュッと締められれば、普通の状態です。

×　膣に全く力が入れられなかった人は、骨盤底筋力が低下しています。

自分でできる尿トレ③

日常生活で尿もれを防ぐ8つのポイント

自宅でも外出先でもできる！

尿もれや頻尿などの尿トラブルを防ぐには、骨盤底筋を鍛えるエクササイズを行うことがなによりの方法ですが、さらに**日常生活で姿勢を正したり、お腹に余分な力を入れない生活を心がける**だけでも尿トレになります。

次の8つのポイントを意識しましょう！

日常で意識したい8つのポイント

1. 立つ、歩く姿を意識する
2. 左右交互にカバンを持つ
3. 階段を使う
4. トイレは和式よりも洋式で
5. きつい下着はNG
6. 身体を冷やさない
7. リラックスタイムを作る
8. 香りで女性ホルモンの働きを高める

1 立つ、歩く姿を意識する

正しく歩く

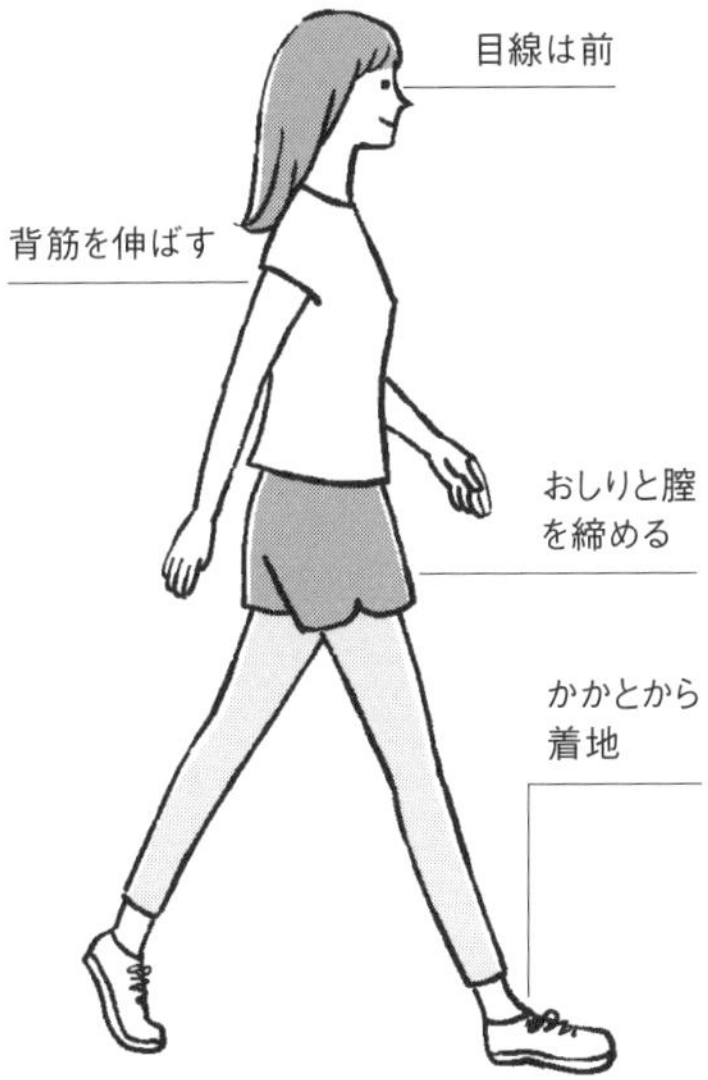
目線は前
背筋を伸ばす
おしりと膣
を締める
かかとから
着地

肛門と膣を締めて歩く

よい歩き姿勢を維持しながら、135ページの要領で肛門と膣を締めて歩いてみましょう。だらだら歩かず、歩幅を広げてスピードを上げて歩くように。

正しく立つ

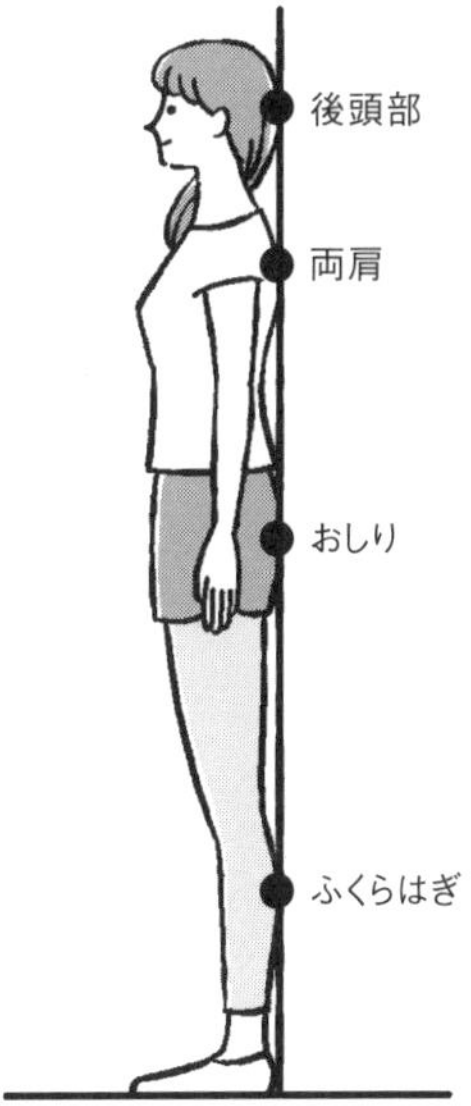
後頭部
両肩
おしり
ふくらはぎ

骨盤を立てて立つ

骨盤を立てることを意識して、猫背や反り腰にならないように身体をまっすぐにして立ちます。壁に背を向けて立ち、後頭部、両肩、おしり、ふくらはぎが壁につくのが理想的。顔を上げて目線を前にするだけでも、姿勢がよくなります。

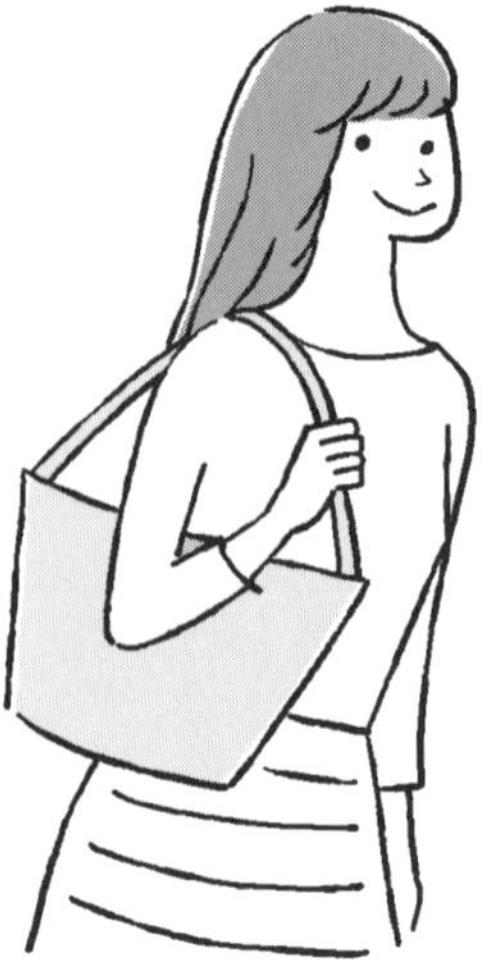

2

左右交互にカバンを持つ

バランスをとって骨盤の負担を軽減

片側の肩ばかりにカバンをかけたり、重いカバンを片側だけで持っていると、骨盤にゆがみが生じます。いつも同じ側で重いカバンを持つのはやめましょう。カバンを持った後は、軽くストレッチをして身体をほぐしてください。

3

階段を使う

階段でもおしりを締める

普段運動をしていない人は、少しでも運動量が上がるように、エレベーターは使わず階段で上り下りします。ここでも、肛門と膣・尿道を締め、筋肉の動きや股関節を意識して動かすとよいでしょう。

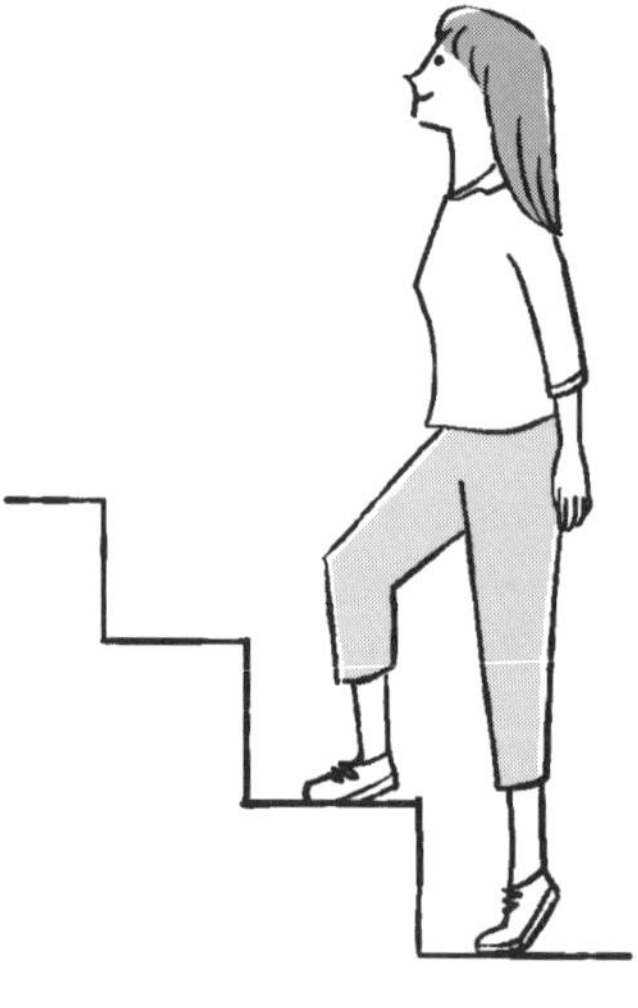

4 トイレは和式よりも洋式で

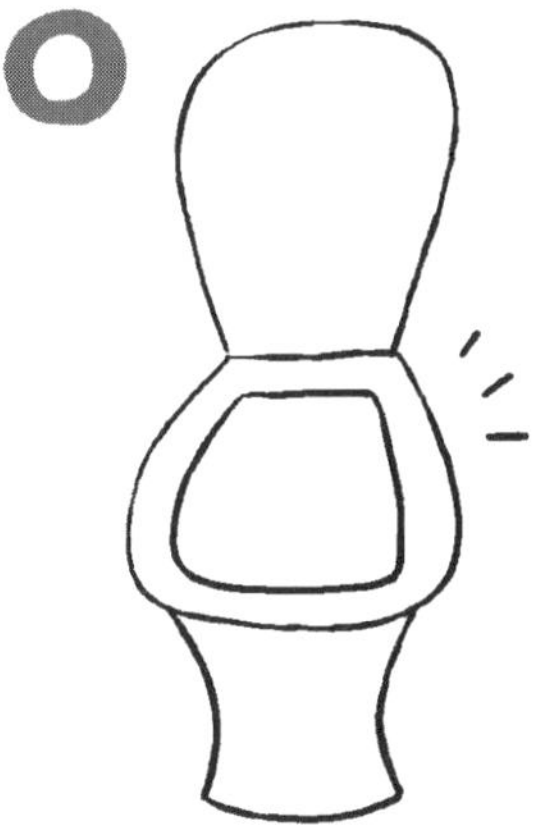

いきむクセを洋式トイレで正す

和式でしゃがむと、どうしても腹圧が過剰にかかり骨盤底筋を傷つけてしまいます。洋式トイレでそのクセを解消しましょう。また、排尿時に尿を止める行為も、筋肉の協調運動がうまくできなくなるので1週間に1日くらいにしましょう。出す前は我慢して尿をいっぱい溜めて、出したら最後までゆっくり止めずに出しきりましょう。

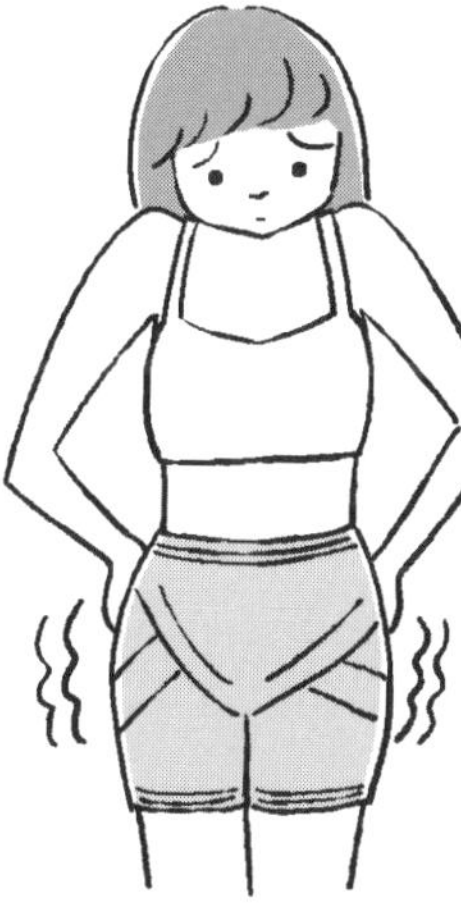

5 きつい下着はNG

保温効果のある下着に

お腹まわりを締めつけるガードルは腹圧がかかり、骨盤底筋にダメージを与えます。ボディラインを調整する下着よりも、保温力に優れたものを選びましょう。尿もれをしている人は、自宅ではコットン素材のショーツがおすすめ。外出時は尿もれパッドをつけて快適に過ごしましょう。

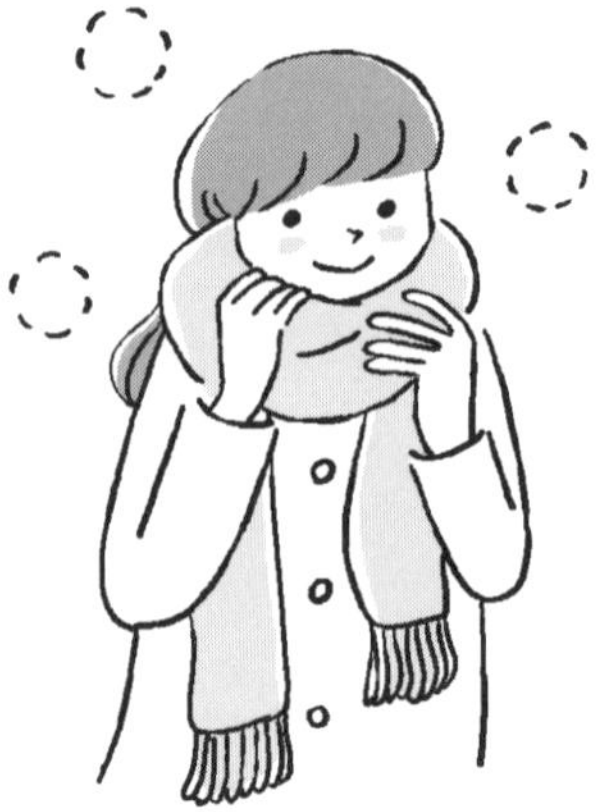

6 身体を冷やさない

首、手首、足首を温める

水の飲み過ぎや身体を冷やすことは、尿もれや頻尿の原因になります。身体を冷やさないためには、首、手首、足首を温めるのが◎。夏でも薄手のカーディガンやストールを持ち歩き、いつでも寒さ対策ができるようにしましょう。冷暖房の温度は、夏も冬も少し高めに設定しましょう。

7 リラックスタイムを作る

1日1回のリフレッシュ

ストレスは自律神経を乱し、尿トラブルを引き起こしたり、身体の機能を低下させます。1日1回は必ず、心身ともにリラックスできる時間を作りましょう。好きな音楽を聞いたり、ゆったりお風呂に入るのも効果的です。

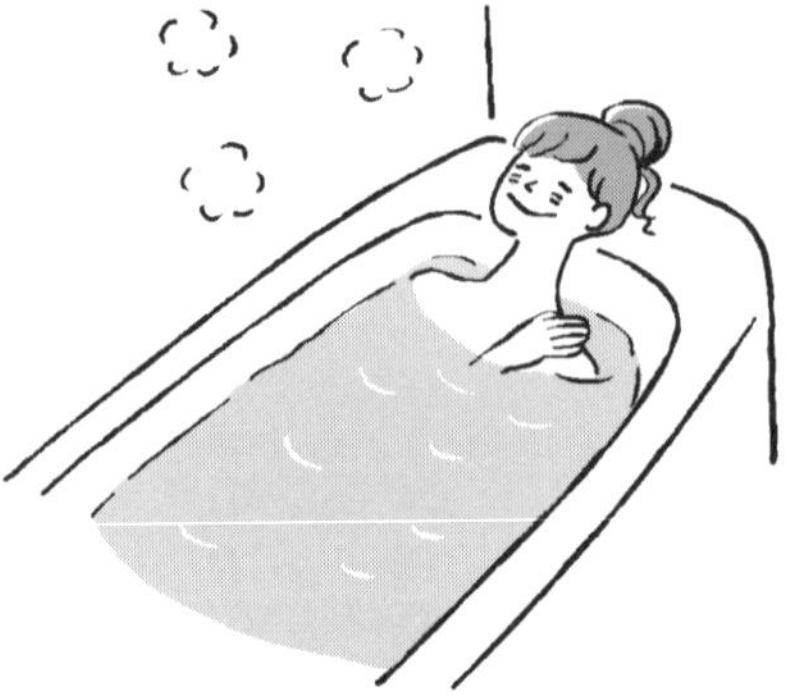

8

香りで女性ホルモンの働きを高める

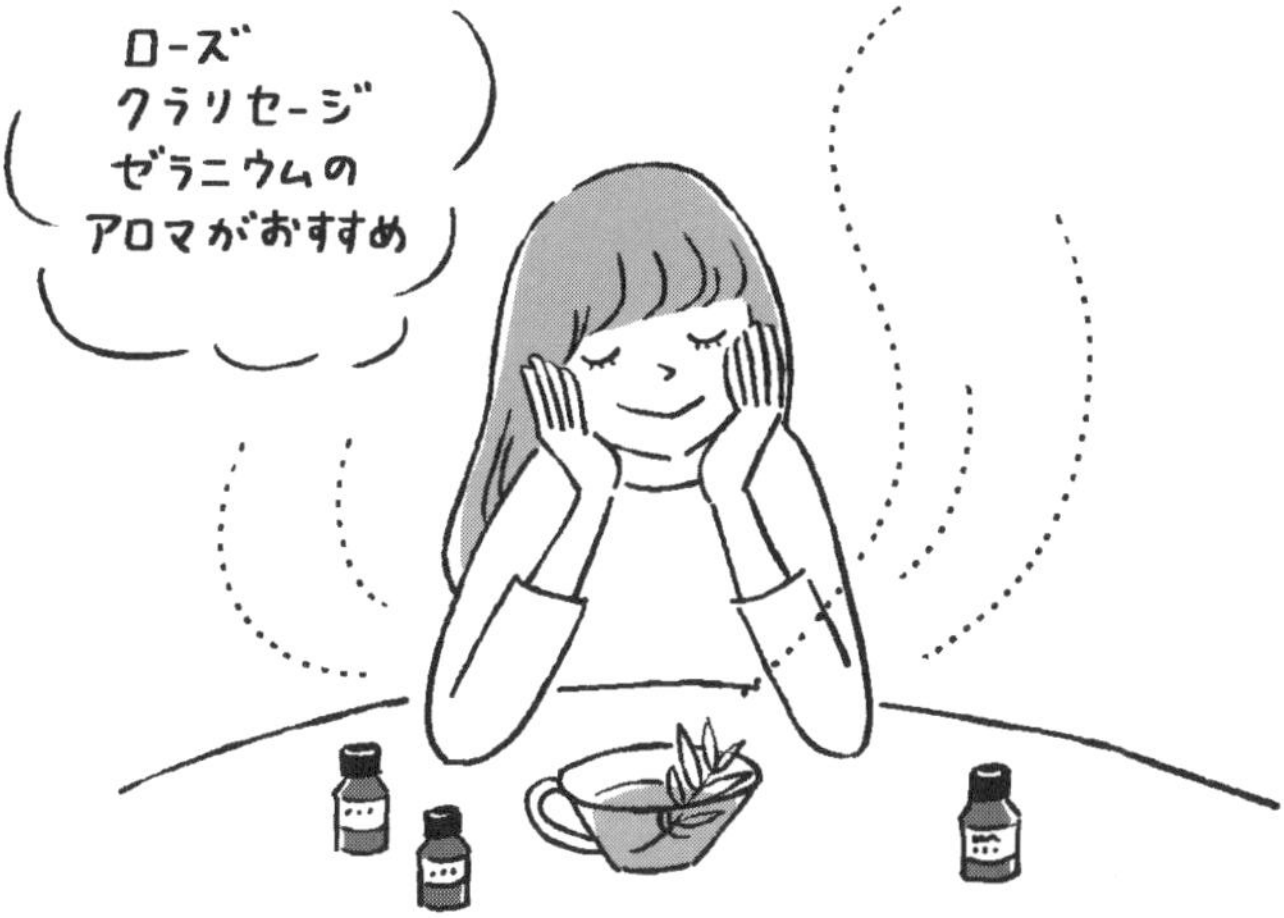
ローズ
クラリセージ
ゼラニウムの
アロマがおすすめ

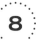

香りがホルモンと心と骨盤底筋を元気にする

女性ホルモンの分泌量が減少すると筋肉や肌は衰えてきます。骨盤底筋も筋肉なので、女性ホルモンの影響を大きく受けます。ローズ、クラリセージ、ゼラニウムなどのエッセンシャルオイルには、女性ホルモンの分泌に働きかける作用があります。また、ラベンダーやカモミールには鎮静作用があり、心を穏やかにしてくれます。そんな、アロマの効果を役立てましょう。

カップにお湯やお水を入れて、エッセンシャルオイルを2～3滴垂らしたり、ティッシュやガーゼにオイルを垂らして、香りを楽しむだけでも効果があります。リフレッシュ効果も得られるので、ストレスの多い男性にもおすすめです。

自分でできる尿トレ④

味方になる食材を知ってケアしよう！

食生活を見直そう

尿もれや頻尿などの尿トラブルは、身体のどこかが衰えているシグナルです。筋肉が弱っていたり、血行不良から冷えを生じていたり、膀胱の粘膜が過敏になっていたり、自律神経が乱れていたり……。

このような身体の状態のとき、食べ物や飲み物によっては症状を刺激して、悪化させてしまうことがあります。身体がどんな食べ物に反応をするのかを、自分で見極めて摂取量を調整したり、控えたりする必要があります。

食は健康な身体をつくるもとです！　まずは、食生活を見直して内側からケアしましょう。筋肉を強化して身体を温め、尿もれを食い止める、そんな身体の状態に適した食材を積極的に摂ってください。

水は1日1.5ℓを飲む

水分補給はとても大切ですが、飲み過ぎれば尿トラブルやむくみを招きます。しかし、水分の摂取は脱水症状を防ぐばかりか、毒素や老廃物を排出する助けにもなります。尿もれや頻尿を気にして水分を控え過ぎるのは要注意です。

水分量の目安は、春や秋は１日1.5ℓ、冬は１ℓ、夏は２ℓで、高温時や運動をしたときはプラス５００㎖摂取するのが理想です。まずは、普段どのくらいの水分を摂っているのかを把握する必要があるでしょう。

また、夏場は特に喉ごしのよいそうめんやアイスクリームなど、冷たいものを好んで食べがちですが、内臓を冷やしてしまうと身体は発汗を抑えて、体温を下げないように働きます。そのため、身体の表面から汗としての水分放出が抑制されて、余分な水分はすべて尿や便となります。結果、頻尿を招くことに。暑い夏でも、自分の体温より低い食べ物は避けましょう。

NGな飲み物

× 膀胱の粘膜を刺激するうえに、利尿作用のある飲み物

- コーヒー・紅茶・緑茶・ウーロン茶 などカフェインを含む飲み物
- コーラ などの炭酸飲料
- ビール・ウイスキー・焼酎 などのアルコール全般

× 交感神経の働きを阻害して尿もれを悪化させる飲み物

- 赤ワイン

赤ワインが要注意な理由

アルコールの中でもポリフェノールたっぷりの赤ワインは、身体によいイメージがありますが、交感神経を興奮させて働きを鈍らせるチラミンが多く含まれています。交感神経は尿道を締める司令塔です。それを阻害されたら、尿もれが悪化する恐れがあるので控えましょう。

OKな飲み物

○尿もれに影響を及ぼさない飲み物

- 麦茶・ノンカフェイン飲料

○身体を温めてリラックスさせてくれる飲み物

- ハーブティー ホット（特にカモミール、ジャスミン、ローズがおすすめ）

「骨盤底筋を回復させる」食材

○衰えた骨盤底筋を回復させる食材

牛肉・豚肉・鶏肉 など肉全般

イワシ・サンマ・サバ など魚全般

○カチカチ筋肉をしなやかにする食材

長ねぎ・ニラ・銀杏・じゃがいも・卵 など

○冷えやすい身体を温めて血行を改善する食材

ごぼう・かぼちゃ・にんじん などの冬野菜

○栄養価が高く基礎代謝を高める食材

山いも などのネバネバ食材

○便秘を解消して膀胱機能を安定させる食材

食物繊維の多い野菜・海藻類・きのこ類

下腹ぽっこりと肥満解消にも！

抗酸化作用でアンチエイジングにも！

筋肉に弾力としなやかさを取り戻す

下腹ぽっこりの人や太っている人は、それだけでお腹や骨盤内の圧力が高く、骨盤底筋に大きな負荷がかかっています。当然、筋肉の衰えるスピードも早いので、肥満に注意しながら良質なたんぱく質や抗酸化作用のある食材で、筋肉に弾力としなやかさを与えましょう。

症状があるときに「注意したい食材」

×交感神経の働きを鈍らせるチラミンを含む食材

チーズ・納豆・アボカド・バナナ・ヨーグルト

鶏レバー・たらこ・チョコレート

×膀胱を刺激する食材

スパイス・トマト・ヨーグルト・酢やビネガー

柑橘系果物 など酸味のあるもの

×尿量を増やす食材

ひもの・漬け物・ハム・ソーセージ

サラミ など塩分が多いもの

×血行を悪くする食材

揚げ物・インスタントラーメン

あくまでも「食べ過ぎ」に注意する食材です

ここに挙げた食品は、膀胱を刺激したり、尿トラブルを起こしやすい食品です。症状が悪化しているときや、すぐにトイレに行けないときは控えてください。ただし、身体によい作用がある食べ物も多いので、「食べない」ではなく「食べ過ぎ」に注意するようにしましょう。

調味料で「尿トラブルを改善」

食材選びも大事ですが、毎日の料理に欠かせない調味料にも気を配りましょう。

○油は酸化のない新しいものを

古い油は使わない、お惣菜の揚げ物は買わない、揚げ物は家で作って揚げたてをいただく

○化学物質や添加物の多い食材は使わない

ソース、ドレッシング、しょうゆ、味噌などの調味料は無添加のものを使う

○ハーブを調味料として使う

バジル、オレガノなどのハーブは、尿トラブルの改善に効果的

酸化した油は使わない

酸化した油は、内臓肥満や高血圧、動脈硬化などの原因にもなり、膀胱や骨盤底筋の血行を悪くする恐れがあるので注意しましょう。

化学物質で頻尿が悪化

化学物質に敏感に反応し、頻尿や下腹部痛を起こしている人もいるので、できるだけ無添加のものを使ってください。

骨盤底筋エクササイズ
体験談
3

くしゃみによる尿もれとガンコな肩こり、腰痛が2週間でピタリと改善！

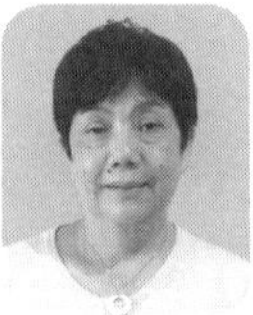

小野寺正子 さん
(62歳・パート)

2週間で悩みが解消！

尿もれ▶解消
肩こり▶解消
腰痛▶解消

実施したエクササイズ

基本

坐骨を意識して座る（日常）
腹式呼吸（1日2回／毎日）
股関節ストレッチ（1日2回／毎日）

エクササイズ

01 基本のポーズ（1日2回／毎日）
05 寝ながら足開き（1日2回／毎日）
06 寝ながら膝開き（1日2回／毎日）
07 おしり歩き（1日2回／休日のみ）
09 座りながら膝開き（1日2回／毎日）

働き方を変えたら肩こりが軽減
ほかの症状もなおしてスッキリしたい！

　これまでデスクワークの仕事が多く、肩こりと腰痛に関しては、痛いのが当たり前と思っていました。60歳を過ぎた頃からは、尿もれにも悩まされるようになり「歳だから仕方ない」と、少し諦めていました。

　尿もれの症状は月に数回ほどで、くしゃみをするとちょっぴりもれるという程度です。でも、大きなくしゃみのときは、下着をすぐに変えないといけないときもあり、最近はくしゃみが出そうになると、急いで口を塞ぎ止めていました。

　それが、最近飲食店で働くようになってから、立ち仕事のおかげか肩こりが少しよくなったんです。それだけで気分が明るくなりました。そこで、ほかの症状もなおしたいと、尿もれや腰痛に効果がある「骨盤底筋を鍛えるエクササイズ」にチャレンジすることに！

　エクササイズは、朝と寝る前の1日2回、時間を決めて行ったので毎日無理なく続けることができました。さらに土日は変化をつけて「おしり歩き」もプラス。

こんなに簡単に症状が消えるなんて！ 健康に関しての勉強不足を痛感

日常生活でも坐骨を意識して座るようにしていました。

すると、**変化は2週間ほどで現れました。大きなくしゃみをしても尿がもれなくなったんです。血行もよくなったのか、手足が温かくなり、あんなに重くだるかった肩や腰が軽くラクになりました。**

「え～、こんなに簡単に症状が消えるの！　もっと早くやっておけばよかった……」

それが率直な感想です。

今回、骨盤底筋を鍛えるエクササイズを行ってみて、自分の勉強不足を痛感しました。

内臓を支えるのに骨盤底筋が関わっていて、その筋肉を鍛えることが大切だということも、今回のことで知りました。予防や改善ができることも知りませんでした。不調があっても「仕方がない」と思って諦めていたんです。紙おむつの生活はしたくありません。だから私は、この骨盤底筋エクササイズを一生続けていこうと思っています。

骨盤底筋エクササイズ
体験談
4

始めてすぐに尿もれが改善！パッドが不要に。下腹も3cmダウン！

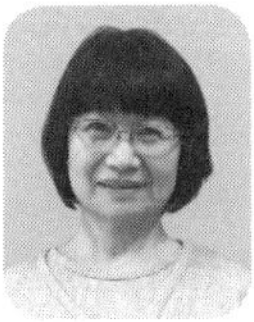

若園幸子 さん
（63歳・主婦）

2週間で悩みが解消！

尿もれ ▶ 解消
便秘 ▶ 解消
下腹 92cm ▶ 3cm減

実施したエクササイズ

基本

坐骨を意識して座る（日常）
腹式呼吸（1日2回／毎日）
股関節ストレッチ（1日2回／毎日）

エクササイズ

01 基本のポーズ（1日2回／毎日）
02 おしり上げ（1日2回／毎日）
03 片足伸ばしおしり上げ（1日2回／毎日）
04 タオル挟みでおしり上げ（1日2回／毎日）
05 寝ながら足開き（1日2回／毎日）
06 寝ながら膝開き（1日2回／毎日）
07 おしり歩き（1日2回／休日のみ）
09 座りながら膝開き（1日2回／毎日）

尿とりパッドに頼る生活が一転
せき込んでも1滴ももれていない！

尿もれが始まったのは60歳を過ぎた頃からです。軽い尿意を感じてトイレに行こうと思っているときにせき込んだりすると、チョロッと尿がもれてしまうことが……。最近は、尿もれの回数も増えて、尿とりパッドに頼る生活が当たり前になっていました。

でも、骨盤底筋を鍛えるエクササイズを始めてみてびっくりしました。**すぐに効果が出て、くしゃみをしてもせき込んでも、１滴ももれてない！** パッド不要の生活に戻りました。

しかも、うれしいことはまだあります。エクササイズを始めたのがちょうどお盆の時期だったため、孫たちが家に来て、普段よりケーキやお菓子を食べることが多かったのですが、**下腹のサイズを測ったら太るどころか、３㎝も細くなっていました。**ウエストやヒップのサイズは全く変わっていないのに、下腹だけが細くなっているんです。きっと、エクササイズで内臓の位置が正しくなったのだと思います。

ラクそうに思えたポーズで まさかの筋肉痛に！

さらに、便秘も改善されてお腹まわりがスッキリしています。

ただし、便秘に関しては、ごぼう茶の効果も少しあるかもしれません。もともと水分をあまり摂らない方だったのですが、エクササイズをするようになってから、ごぼう茶をたくさん飲むようになったので……。

このように、うれしい効果がすぐに得られる骨盤底筋エクササイズですが、正直、最初の頃は、毎日2回のエクササイズを行うのが大変なときもありました。始める前は、簡単でラクそうに思えましたが、やってみるとじわりと汗をかき、運動習慣のない私は、太もものあたりが筋肉痛になりました。

でも、2週間続けてみてポーズにも慣れ、効果も実感できた今は、尿とりパッドの生活には戻りたくないので、これからも続けたいと思っています。

骨盤底筋エクササイズ
体験談
5

気持ちのいいエクササイズで
便通がよくなり
お腹も気分もスッキリ!

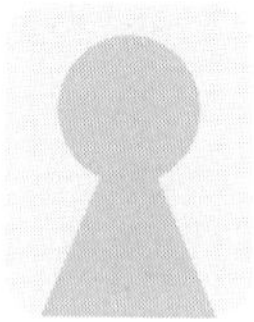

木元麻衣さん
(30歳・主婦)

2週間で悩みが解消!

下腹 92cm▶2cm減
イライラ▶解消
残尿感、尿もれ▶やや改善

実施したエクササイズ

基本

腹式呼吸(1日2回/毎日)
股関節ストレッチ(1日2回/毎日)

エクササイズ

02 おしり上げ(1日2回/毎日)

夫と子どもへのイライラ対策に腹式呼吸はとても有効です！

3年前に3人目の子どもを出産してから、ぽっこり出た下腹が戻らないうえに、残尿感や尿もれもあって、とても困っていました。運動が好きで、週1でママさんバレーをやっていたので、骨盤底筋の衰えが原因と聞き、すごくショックで……。ただ身体を動かしているだけではダメなんだと、痛感しました。

エクササイズを始める前に、ひと通り9つのエクササイズを試してみましたが、どれも簡単で、疲れていても無理なくできるものばかりでした。中でも「おしり上げ」のエクササイズは、おしりに程よい負荷がかかり、終わった後もジーンと効いている感じがして、特に気に入っています。

おしり上げをしてからは、もともと快便な方でしたが、よりスッキリするようになりました。さらに、地味に**腹式呼吸が気持ちよくて、夫や子どもにイライラしたら腹式呼吸で解消**しています。2週間続けてみて、一番の悩みだった尿もれは、正直まだ改善したとは言い切れませんが、お腹に力が入るようになったので、これからも続けて絶対解消したいと思っています。

1週間で下腹2cm減！ 尿意知らずで、朝までぐっすり

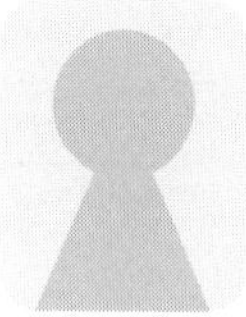

大木朋子 さん
（48歳・会社員）

実施したエクササイズ

基本

腹式呼吸
（1日2回／毎日）

股関節ストレッチ
（1日2回／毎日）

エクササイズ

01 基本のポーズ
（1日2回／毎日）

02 おしり上げ
（1日2回／毎日）

40代の後半からトイレが近くなってキレも悪く、残尿感があります。ほぼ毎朝5時頃に、尿意を感じて目を覚ましてしまい、朝までぐっすり眠れませんでした。

そんな、頻尿の悩みを解消したいと思い、骨盤底筋を鍛えるエクササイズを始めました。

短い時間でできるので、毎日続けることができましたが、あまりにも簡単なので初めは物足りなさを感じました。

でも、**1週間ほどで重かった腰まわりが軽くなり下腹も2cmダウン。さらに10日目には、起床時間までぐっすり眠れて、尿意で目覚めることがなくなりました。**

付録 排尿日誌

＊最初は「時間」・「尿意」・「尿もれ」の有無だけでもOKです。
＊「尿意」欄は、強い尿意切迫感がある人は○。切迫感がない軽い頻尿なら△とつけましょう。

月　日(　)　起床▶　:　就寝▶　:				
時間	尿量(mℓ)	尿意	尿もれ	備考(飲水量・食事・排便など)
6				
7				
8				
9				
10				
11				
12				
13				
14				
15				
16				
17				
18				
19				
20				
21				
22				
23				
24				
1				
2				
3				
4				
5				
合計			トイレに行った回数：	

MEMO(体調など)

コピーをしてお使いください。記入例はP130にあります。

著者　前田慶明（まえだ　のりあき）

広島大学大学院医系科学研究科 スポーツリハビリテーション学研究室 講師。博士（保健学）。理学療法士。日本スポーツ協会公認アスレティックトレーナー。日本障がい者スポーツ協会公認障がい者スポーツトレーナー。スポーツパフォーマンスの向上と外傷予防から、健康の保持や増進のための研究などを行っている。骨盤ブランドメーカー「ラボネッツ」が開発した骨盤底筋を強化する『キュットブル』や、尿もれの予防・改善専門ブランド「ハルノア」のアプリ『キュットちゃん』の共同研究者でもある。監修書に『「おしり」を鍛えると一生歩ける！』（池田書店）などがある。

監修者　関口由紀（せきぐち　ゆき）

女性医療クリニックLUNAグループ理事長。日本泌尿器科学会専門医。日本東洋医学会指導医。最新の女性泌尿器医療の実現を目指している。著書に『自分で治す！　頻尿・尿もれ』（洋泉社刊）、『女性の尿もれ・頻尿は骨盤底筋を鍛えて防ぐ！』（PHP 研究所）などがある。

http://www.luna-clinic.jp/

Staff

イラスト………秋葉あきこ
モデル…………福富ゆき（Prestige）
撮影……………竹内浩務
スタイリング……木村ゆかり
本文デザイン・DTP…仲條世菜（ソウルデザイン）
編集協力………引田光江、齋藤那菜（グループ ONES）内田桃孔
取材協力………西田和代（プロイデア オフィス）押本理映（理学療法士）
校正……………聚珍社、村上理恵

尿もれ、下腹ぽっこり解消！
骨盤底筋の使い方

著　者………前田慶明
監修者………関口由紀
発行者………池田士文
印刷所………大日本印刷株式会社
製本所………大日本印刷株式会社
発行所………株式会社池田書店
〒162-0851　東京都新宿区弁天町43番地
電話 03-3267-6821（代）／振替 00120-9-60072

落丁・乱丁はおとりかえいたします。

ISBN 978-4-262-16512-7

20000001